KB265885


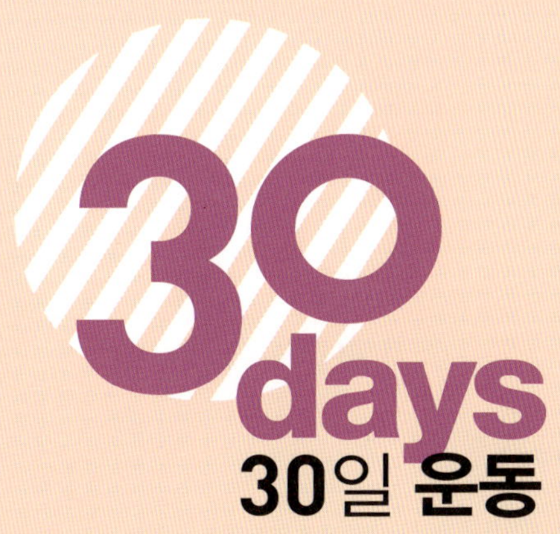

30
days
30일 운동

# 30days Contents



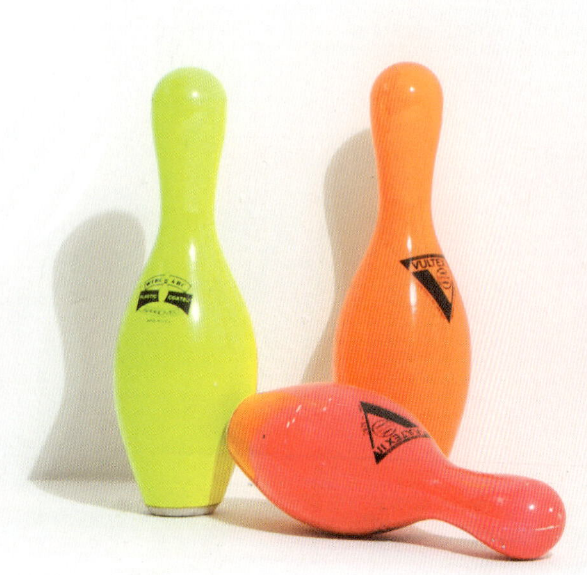

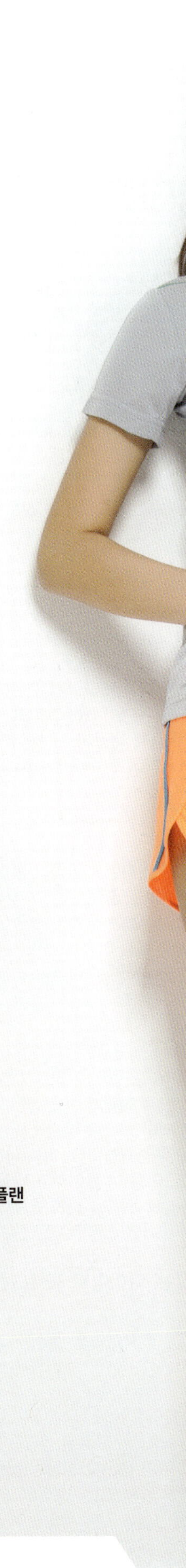

# 상체 운동을 위한 *Attitude*
애티튜드

여러분과 <30일 운동>을 함께할 바디 인스트럭터(Body Instructor) 문지숙입니다. 운동을 할 때도 애티튜드(Attitude)가 필요하답니다. 사실 지금부터 이야기할 것들은 '상체'에 국한되기보다는, 몸매 관리를 위한 모든 운동을 시작할 때 기억해야 할 애티튜드라고 할 수 있습니다. 운동을 시작하기 전에 우리, 이것만은 꼭 기억해 두기로 해요.

## | 우선 '체중'이라는 강박관념에서 벗어나세요.
우리나라 여성들은 날씬하고 아름다운 몸매를 만드는 것이 곧 '체중'을 줄이는 것이라고 착각하는 것 같아요. 오~ 제발 좀! 45kg에 대한 환상은 남자들이나 가지라고 하세요.
사람의 몸은 뼈의 무게, 근육의 양 등 각각 타고난 조건이 다르기 때문에 비슷한 몸이라고 해도 체중은 얼마든지 다르게 나갈 수 있어요. 그리고 근육은 지방보다 부피는 작고 무게는 상대적으로 무겁기 때문에, 근육이 있는 몸은 근육이 없는 몸보다 체중이 더 나가기 마련이에요. 운동한다고 해서 무조건 45kg이 되는 건 아니라는 얘기죠.

## | 그렇다면 중요한 것은? 사이즈!
지방은 근육보다 부피가 커요. 그러니까 사이즈가 커지면 그만큼 지방이 쌓였다는 뜻이에요. 운동을 통해 칼로리를 태워 지방을 줄여주면 그 자리를 자연스럽게 근육이 채우게 됩니다. 그러면 몸의 사이즈는 줄지만 체중은 기대하는 만큼 줄어들지 않지요. 그러니까 오늘부터 '체중'이라는 단어는 머리에서 싹~ 지워주세요. "이 운동 하면 몇 kg 빠지나요?" 이런 촌스러운 질문은 하지 않기!

## | 그런데 살이 빠진다고 무조건 예뻐질까요?
No! No! No! 단기간에 살 확 빼고 나서 순식간에 노안이 돼 버린 사람들, TV에서 너무 쉽게 찾을 수 있죠. 운동 없이 식단만 조절해서 살을 빼면 피부가 처져서 탄력이 없어져요. 적절한 영양 섭취를 베이스로 각 부위에 맞는 운동을 해서 몸을 균형감 있고 아름답게 가꿔주는 게 중요합니다. 비쩍 마르기만 했지 볼륨감이 전혀 없는 밋밋한 몸보다는, 들어갈 데 들어가고 나올 데 나온 S라인이 훨씬 더 섹시하고 매력적이죠. 그리고 운동을 하면 근육이 생기면서 피부를 짝 잡아주기 때문에 탄력 있는 바디 라인이 만들어진답니다.

## | <30일 운동>은 단기간에 체중을 감량해주는 다이어트 프로그램이 아니에요.
드라마틱하게 몸무게를 확 빼주는 게 아니라 몸의 사이즈를 줄여주고 긴장감 없는 실루엣을 부드럽고 탄력 있게 잡아주는 바디 셰이핑(Body Shaping) 프로그램입니다.
또한 절대 빠뜨려선 안 되는 건강! 말랐으나 골골~하면 그게 다 무슨 소용인가요? 뻐근한 어깨, 찌릿한 손목, 욱신거리는 허리 등 잘못된 생활습관으로 인해 몸이 아픈 여자들이 너무 많아요. 진짜 예쁜 몸은 건강을 바탕으로 시작됩니다. 비틀어진 자세를 교정하고 각 부위에 뭉쳐 있는 만성피로를 해소할 수 있는 다양한 교정 프로그램 또한 <30일 운동> 안에 깨알같이 포함돼 있습니다. 첫날 1분에서 시작해 매일 1분씩 업그레이드 해가다 보면, 지방이 감소해 자연스럽게 몸의 사이즈가 줄어들고, 부드럽고 탄력있는 실루엣이 잡혀 가는 걸 눈으로 체험할 수 있을 거예요.

## | 그리고 어쩌면 가장 중요한 애티튜드! 나를 사랑하세요.
내가 나를 사랑해야만 몸이 바뀝니다. 내가 나를 스스로 아끼고 사랑하게 되면 자연스럽게 나를 소중히 다루게 됩니다. 함부로 먹지도 않고 함부로 몸을 쓰지도 않게 되지요. 또한 거울을 자주 보세요. 몸을 관리하려면 몸을 잘 알아야 해요. 운동을 하기 전에 내 몸의 상태가 어떠한지도 꼼꼼히 살펴보고 운동을 통해 내 몸이 어떻게 변화해 가는지 유심히 보세요. 이참에 내 몸의 각 부위가 어디에 있는지 살펴 보세요. 관심에서 변화가 시작됩니다.

## | 나를 칭찬해 주는 것도 잊지 마세요.
사람들은 자꾸 자기의 단점을 찾고 그걸 고치는 방법만 찾으려고 해요. 하지만 바디 전문가로서 냉정하게 말하면, 타고난 것을 고치거나 개선하는 데는 한계가 있습니다. 가지지 못한 것을 커버하려고 노력하는 것보다는, 자기가 가진 장점을 부각시키는 것이 더 중요하고 또 효율적이에요. 자신의 장점을 돌아보면서 스스로 자신감을 얻으세요. 일단 자기 몸에 대한 자신감이 생기고 나면 몸을 관리하는 일이 즐거워진답니다. "더 예뻐져야지!" 이런 애티튜드가 중요해요. 다음으로 이야기할 두 가지는 '상체' 운동 시 특히 기억해야 할 사항입니다.

## | 일단 사물을 '코'로 보세요.
현대인들은 대부분 몸을 충분히 움직이지 않고 있어요. 신체 각 기능을 제대로 쓰지 않거나 엉뚱한 부위를 쓰고 있으니 몸이 잘못 활용돼서 아픈 곳도 늘어가죠. 가장 대표적인 곳이 바로 목! 오늘 하루 중에 목을 제대로 돌려본 기억이 있나요? 매일 목이 뻐근~한 기분이 드는 건, 항상 목을 경직시킨 채 눈동자만 돌려 사물을 바라보기 때문이랍니다.
오늘부터 누군가 옆에서 부르면 '눈'만 슬쩍 돌리지 말고 그 방향으로 '코'를 돌려 상대방을 바라보세요. 그러면 자연스럽게 목이 돌아가죠. 이렇게 목을 움직이는 습관을 들이면 경직돼 있던 목 근육이 풀어져 목이 편안해져요. 그러면 그동안 목 주변으로 딱딱하게 뭉쳐 있던 피로감들이 사라지고 몸의 컨디션이 놀랍도록 좋아진답니다.

## | 등도 자주 돌려야 해요!
요즘 허리 아픈 사람들 너무 많죠. 학생들도 직장인들도 하루 종일 앉아 있는 경우가 많다 보니 허리가 눌린 상태로 대부분의 시간을 보내게 됩니다. 게다가 흐트러진 자세로 오랜 시간 앉아 있는 경우가 많아서 척추가 틀어지거나 근육이 결리는 일이 흔하죠. 그래서 다 같이 이렇게 복창! "오늘부터 상체를 돌릴 때는 '등'으로 돌린다!"
사실 뼈의 구조상 허리는 돌아가는 기능이 없어요. 굽히고 펼 수만 있을 뿐. 몸을 좌우로 돌릴 때는 허리가 아니라 '등'을 이용해야 해요. 이걸 인식하고 움직이면 차이가 느껴져요. 등을 이용해서 몸을 돌리면 본능적으로 척추가 펴져서 허리 부담이 한결 덜해집니다.

위의 애티튜드를 기억하면서 매일 15~30분씩만 몸을 위해 투자해 보세요. 30일만 해보면 몸이 달라지는 게 느껴진답니다. 그리고 일단 달라지는 게 느껴지면 그 다음 과정은 자연스럽게 이어져요. 고통스럽게 먹고 싶은 것 참아 가면서 살 빼지 않아도 기분 좋~게 건강하고 예쁜 몸을 가꿀 수 있답니다. 그 놀라운 체험을 곧 하게 될 거예요. 그럼 이제 어제보다 아름다워져 볼까요? 상체 운동 하러 갑시다!

2013. 여름. **문지숙**

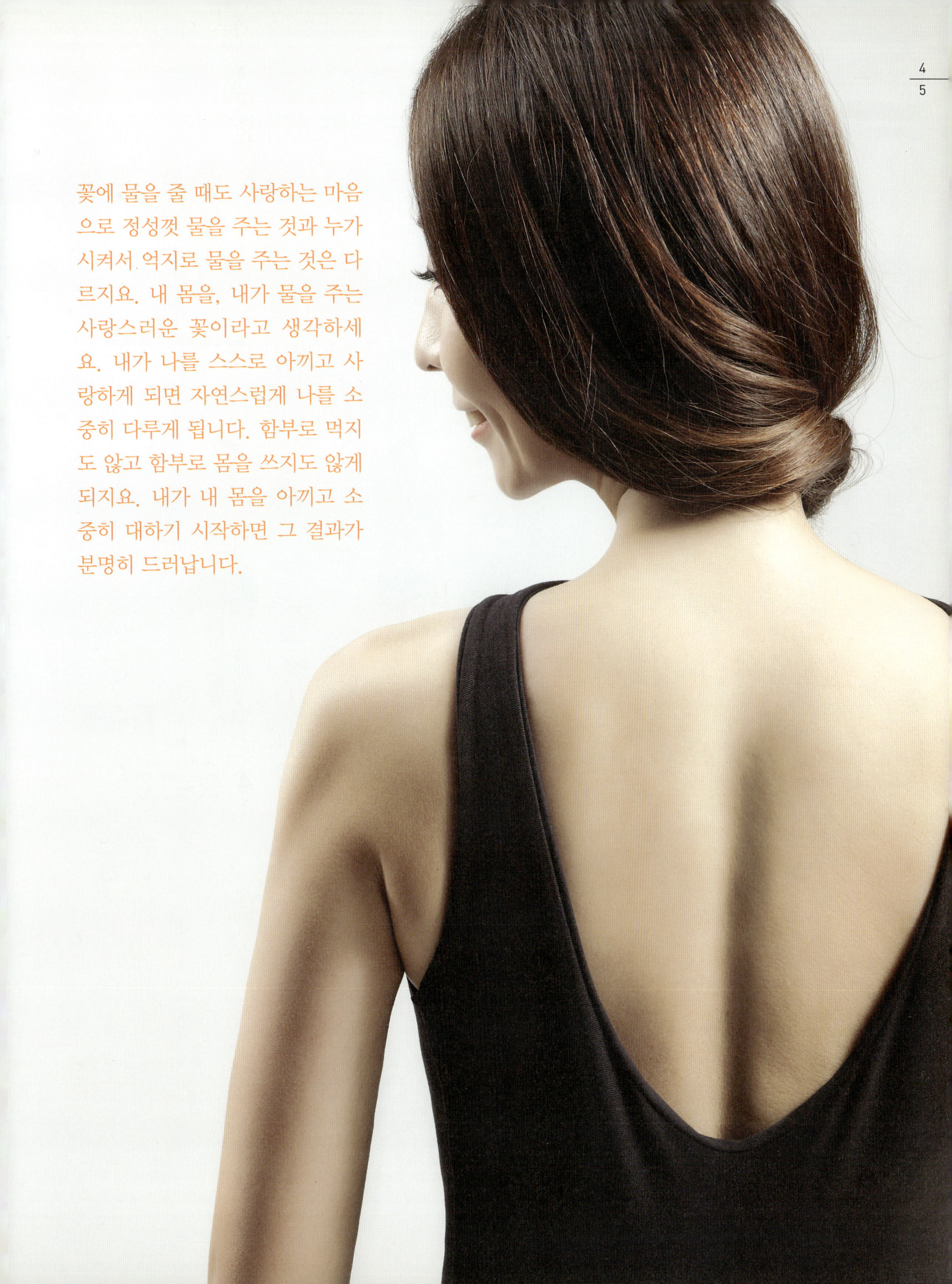


꽃에 물을 줄 때도 사랑하는 마음
으로 정성껏 물을 주는 것과 누가
시켜서 억지로 물을 주는 것은 다
르지요. 내 몸을, 내가 물을 주는
사랑스러운 꽃이라고 생각하세
요. 내가 나를 스스로 아끼고 사
랑하게 되면 자연스럽게 나를 소
중히 다루게 됩니다. 함부로 먹지
도 않고 함부로 몸을 쓰지도 않게
되지요. 내가 내 몸을 아끼고 소
중히 대하기 시작하면 그 결과가
분명히 드러납니다.

# 30days Notice 30일 운동 사용설명서

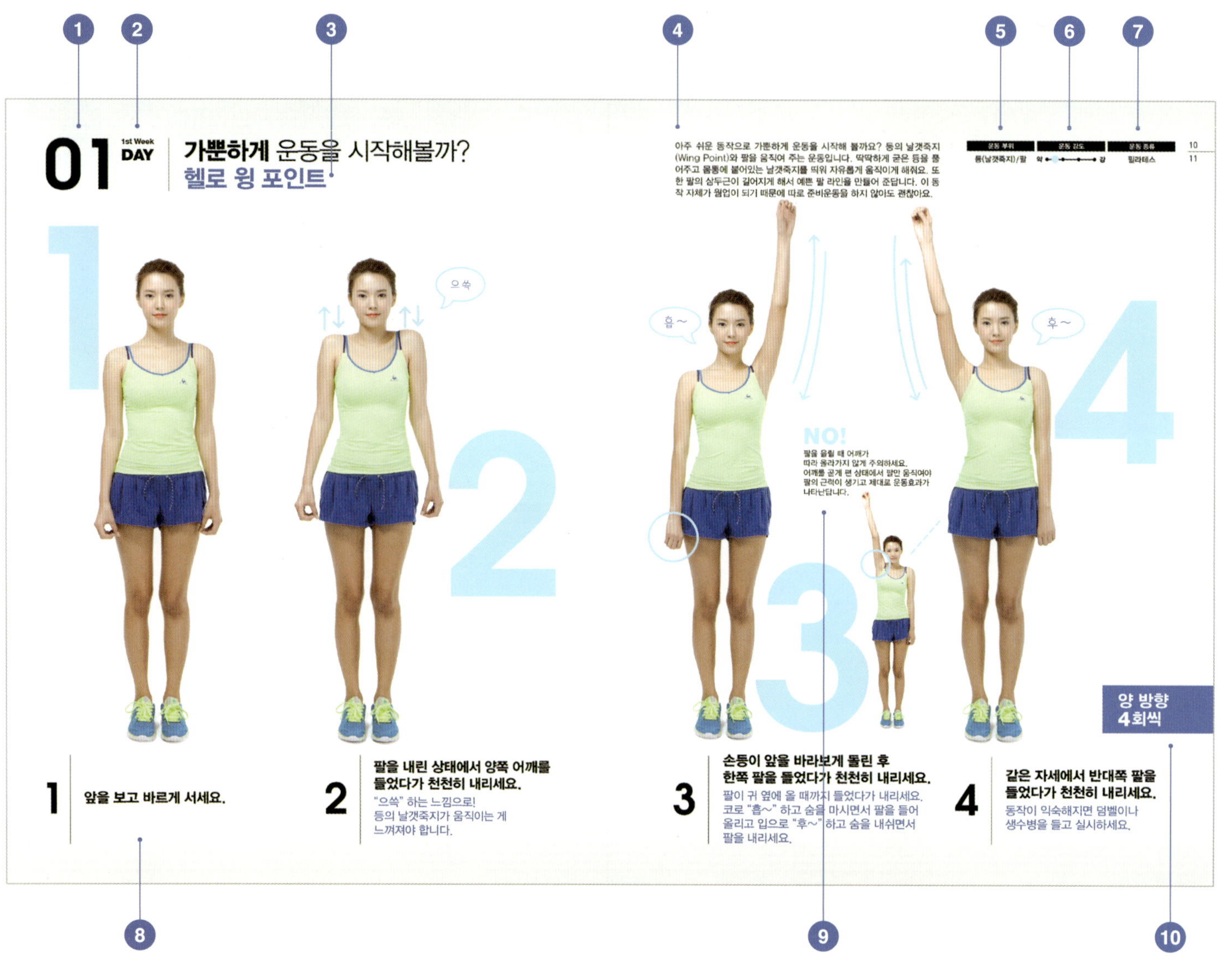



**1** 1일부터 시작해서 30일까지 매일 운동이 하나씩 추가됩니다. 각 운동의 소요 시간은 1분입니다. 첫째 날부터 시작해서 하루씩 운동을 추가해 가세요. 매일 1분씩 운동시간이 길어집니다. 최대 30분에서 The End!
ex) 첫째 날 = 1day 운동(1분) / 둘째 날 = 1day+2day 운동(1분+1분=2분)
마지막 날 = 1day+2day…+30day 운동(1분+1분…+1분=30분)

**2** 각 운동은 주별로 7일씩 나누어 구성되어 있습니다.

**3** 제시된 운동의 이름입니다. 실제 운동 명칭으로 통용되는 것도 있고 변형 동작인 경우 별도의 이름으로 표기된 것도 있습니다.

**4** 제시된 운동의 특징과 효과를 설명합니다.

**5** 운동의 효과가 나타나는 부위입니다. 운동부위의 근육이 움직이는 느낌이 있어야 제대로 운동이 되고 있는 것입니다.

**6** 운동의 강도를 나타냅니다.

**7** 필라테스, 피트니스, 발레, 재즈댄스, 공간지각 운동, 베어풋, 요가, 프리폼, 마사이 워킹으로 구성돼 있습니다. Daily Special에서는 일상 짬짬이 운동과 트리거 포인트, 마사지 등이 준비돼 있습니다.

**8** 운동방법을 4단계로 나누어 알려줍니다. 반드시 좌우 방향 모두 실시하세요. 그래야 몸이 균형 있게 발달합니다.

**9** 동작을 실시하며 가장 흔히 하는 실수를 표시했습니다.

**10** 제시된 횟수는 4~8회 정도로 운동을 처음 시작하는 초급자에게 맞춘 것입니다. 기존에 운동을 해온 분들이나 각 동작에 익숙해진 분들은 12~20회 정도로 횟수를 늘리세요. 좀 더 속도를 내서 살을 빼고 싶은 분들은 각 운동을 3세트씩(전체 동작 4~8회×3) 하세요.

## | **상체편** 운동부위

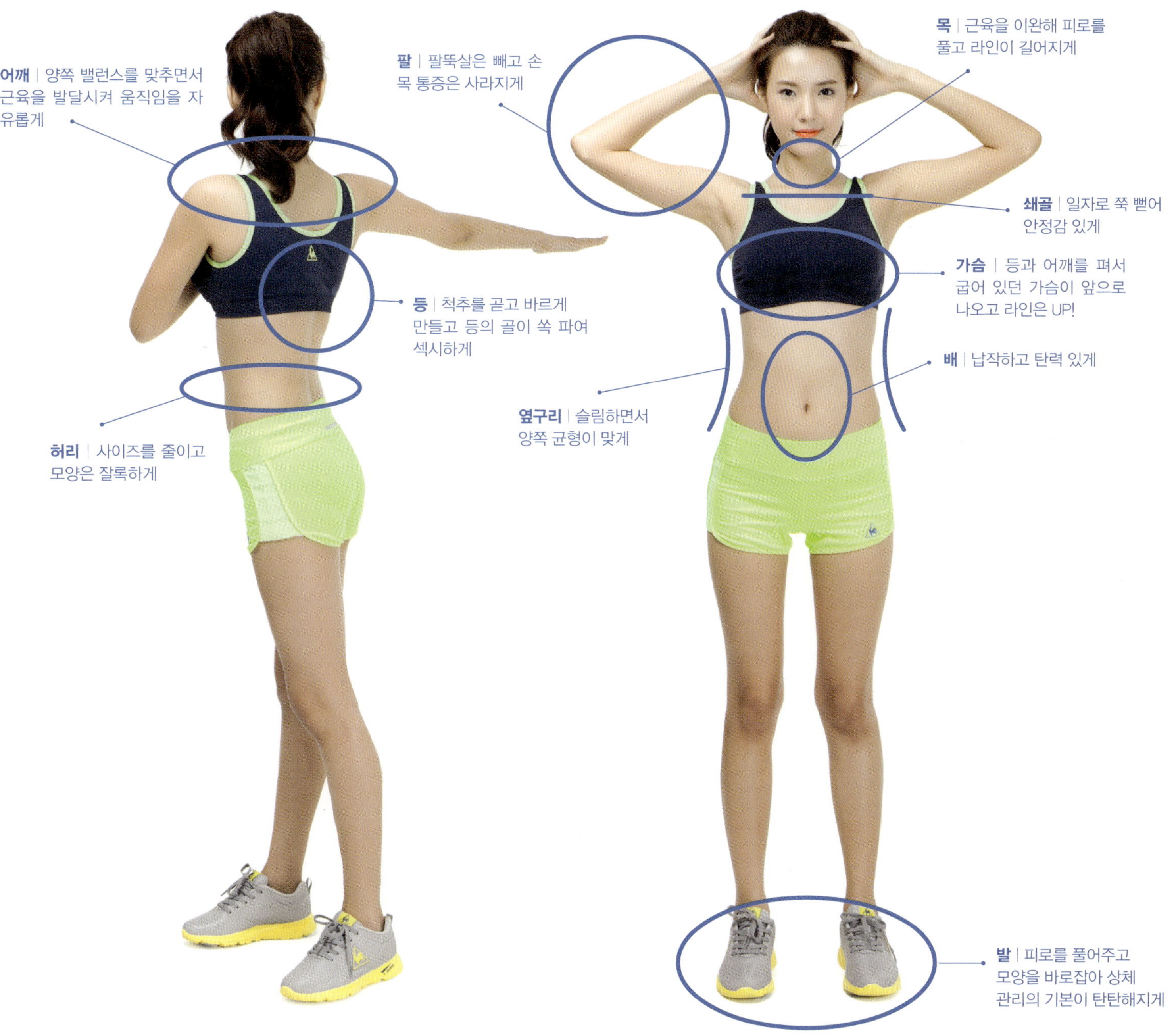


**Q** **시작 전 준비운동 해야 하나요?**

일반적으로 운동을 하기 전에는 몸을 이완해주는 스트레칭, 심박수와 체온을 올려주는 유산소 운동, 체형 밸런스를 위한 자세 교정을 해야 합니다. 하지만 〈30일 운동〉에서는 이런 준비과정을 따로 할 필요가 없습니다. 이 모든 과정이 프로그램 안에 다 포함되어 있으므로 첫째 날부터 순서대로 운동을 진행하면 됩니다.

**Q** **운동을 하루 빼먹었을 때는?**

빼먹은 그날부터 다시 시작하세요. 즉 운동 7일차인데, 6일차를 빼먹었을 때는 바로 7일차로 넘어가지 말고 6일차부터 다시 시작하면 됩니다. 중간에 멈췄다고 포기하지 말고, 멈춘 그날부터 시작하세요. 완벽하게 하는 게 중요한 게 아니라, 중간중간 빼먹더라도 꾸준히 하는 게 더 중요합니다.

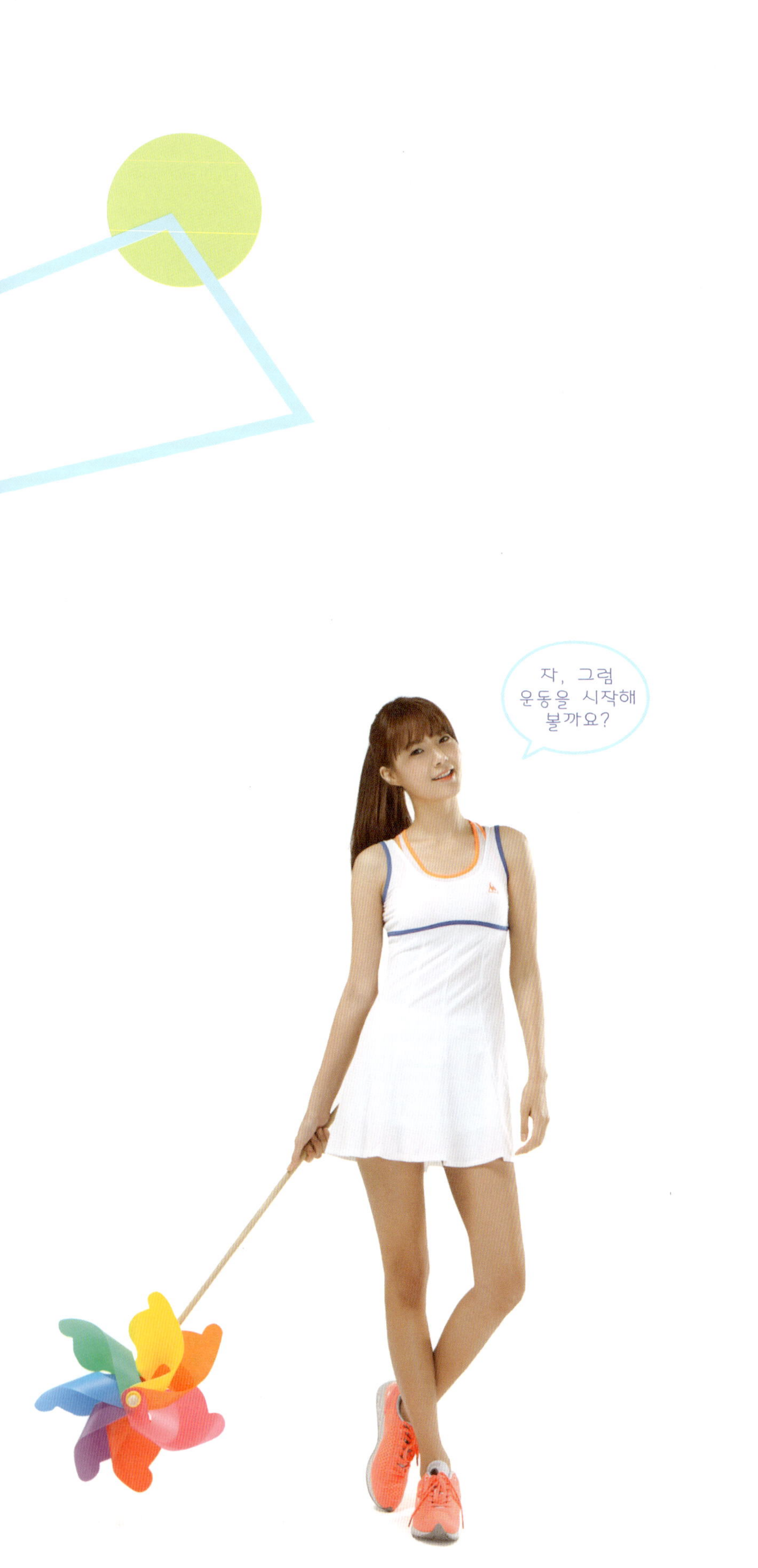
자, 그럼
운동을 시작해
볼까요?

# 1st

## WEEK
## 01-07
## DAY

**30일 운동 1주차** 상체편

1주차는 본격적인 운동에 들어가기 전에 워밍업으로 몸을 풀어주는 기간입니다. 상체 이완 운동을 중심으로 프로그램이 구성돼 있습니다. 무리하게 욕심내지 말고 서서히 몸을 풀어주면서 운동에 적응해 가기로 해요.

# 01 1st Week DAY | 가뿐하게 운동을 시작해볼까?
## 헬로 윙 포인트

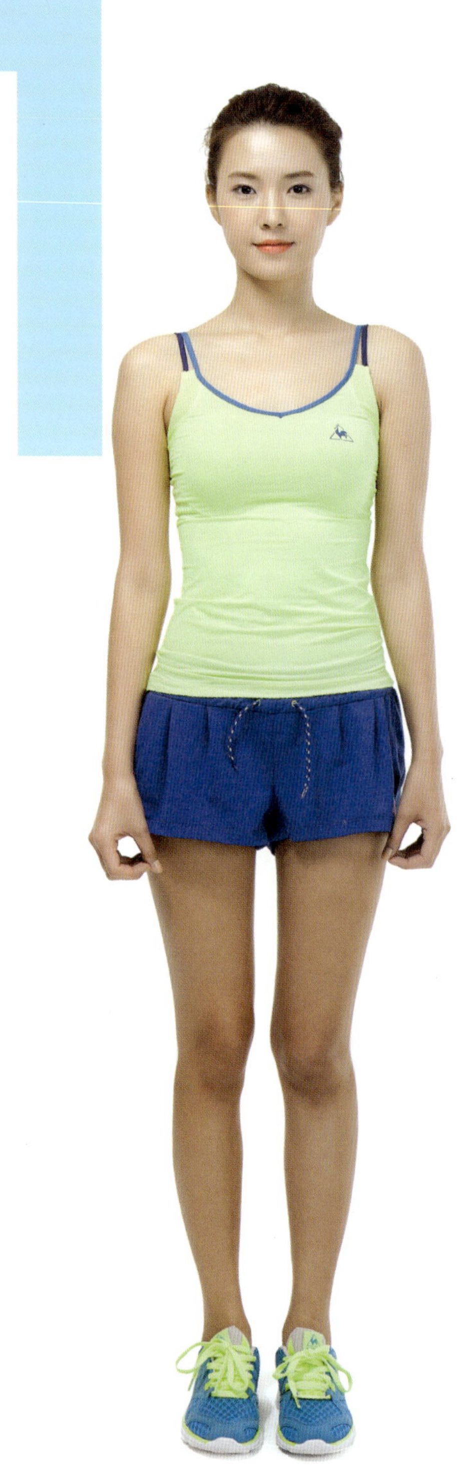

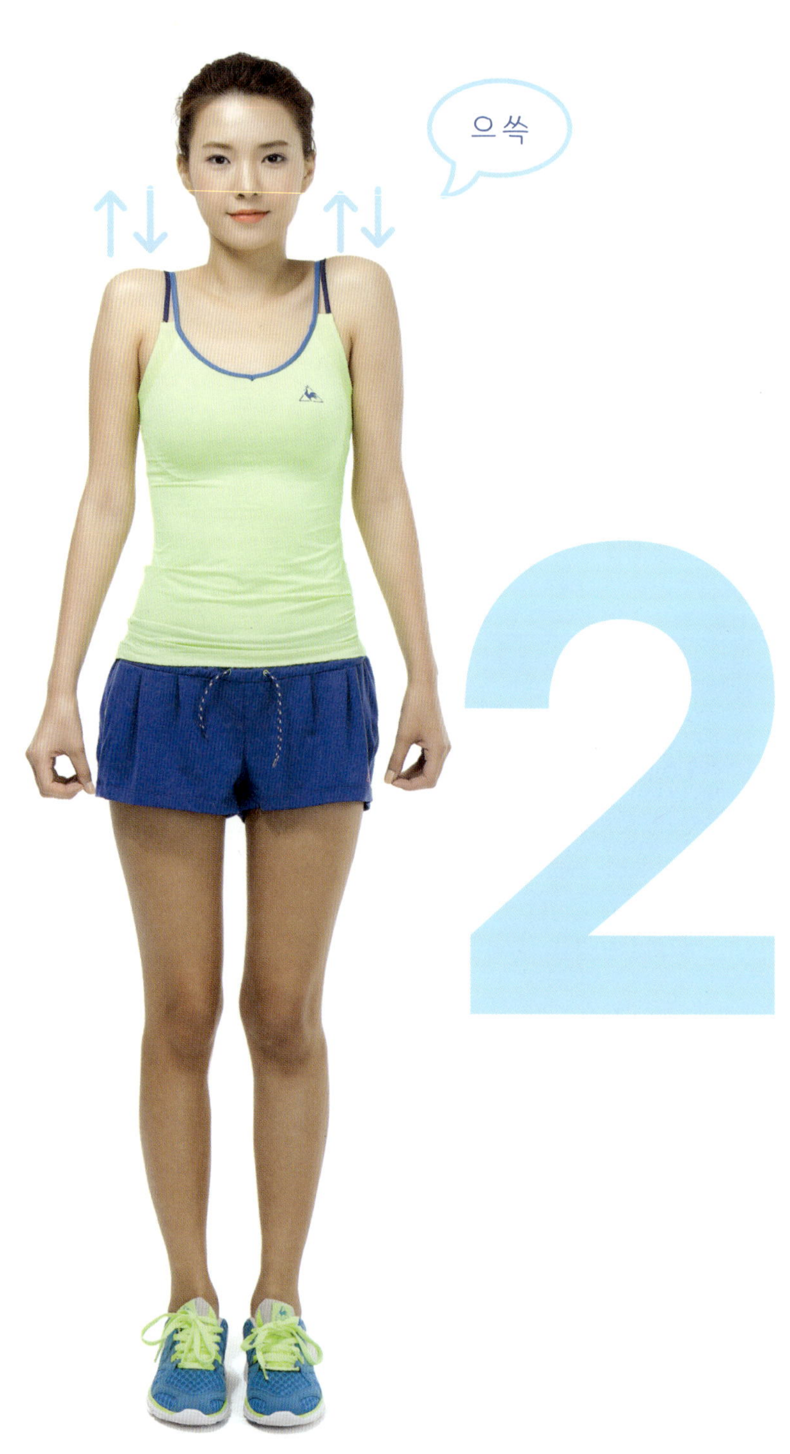



**1** 앞을 보고 바르게 서세요.

**2** 팔을 내린 상태에서 양쪽 어깨를 들었다가 천천히 내리세요.
"으쓱" 하는 느낌으로!
등의 날갯죽지가 움직이는 게 느껴져야 합니다.

아주 쉬운 동작으로 가뿐하게 운동을 시작해 볼까요? 등의 날갯죽지 (Wing Point)와 팔을 움직여 주는 운동입니다. 딱딱하게 굳은 등을 풀 어주고 몸통에 붙어있는 날갯죽지를 띄워 자유롭게 움직이게 해줘요. 또 한 팔의 삼두근이 길어지게 해서 예쁜 팔 라인을 만들어 준답니다. 이 동 작 자체가 웜업이 되기 때문에 따로 준비운동을 하지 않아도 괜찮아요.



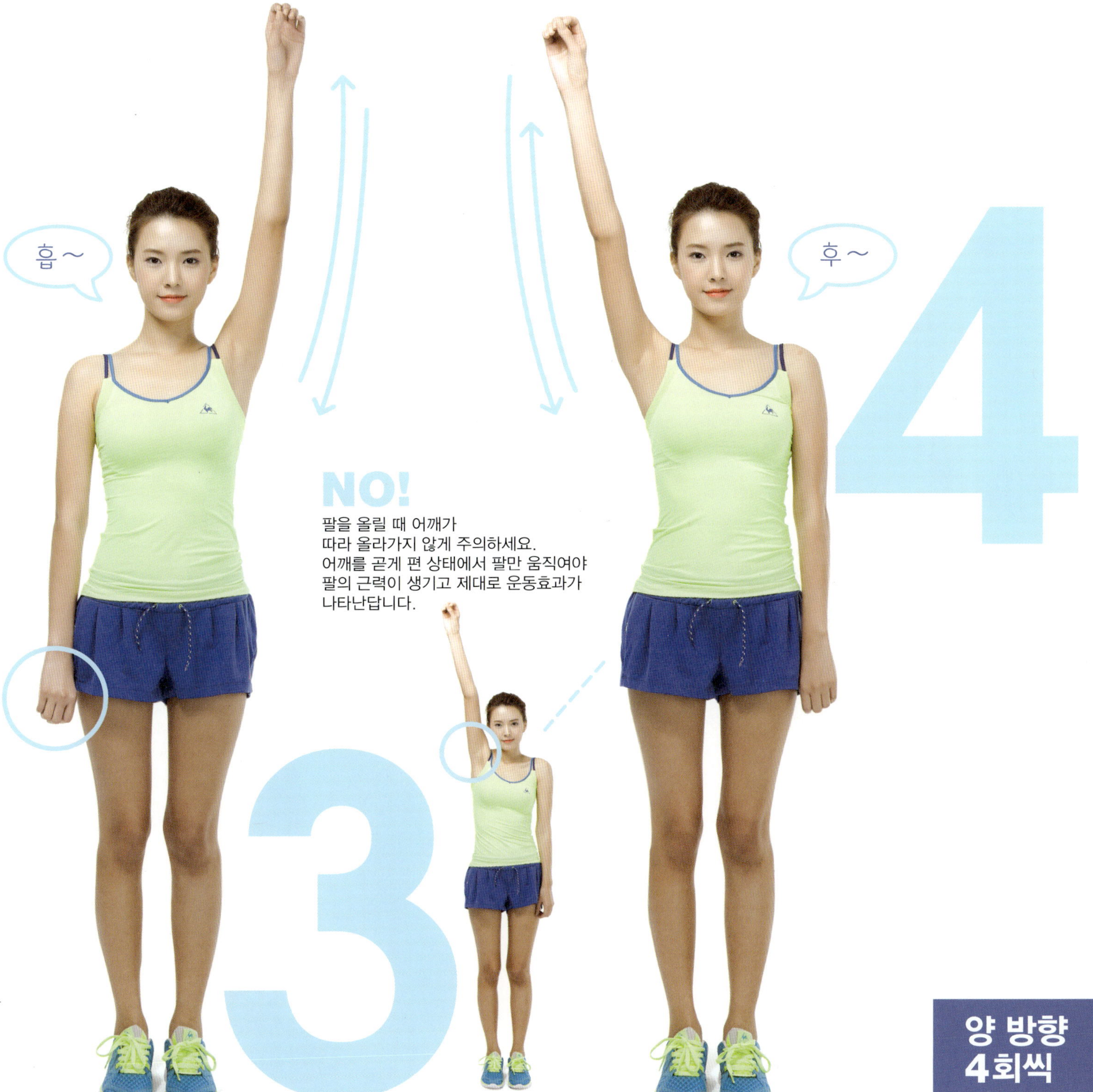


**3 손등이 앞을 바라보게 돌린 후
한쪽 팔을 들었다가 천천히 내리세요.**

팔이 귀 옆에 올 때까지 들었다가 내리세요.
코로 "흡~" 하고 숨을 마시면서 팔을 들어
올리고 입으로 "후~" 하고 숨을 내쉬면서
팔을 내리세요.

**4 같은 자세에서 반대쪽 팔을
들었다가 천천히 내리세요.**

동작이 익숙해지면 덤벨이나
생수병을 들고 실시하세요.

# 등에 골이 쏙 파이도록
## 섹시 윙 포인트

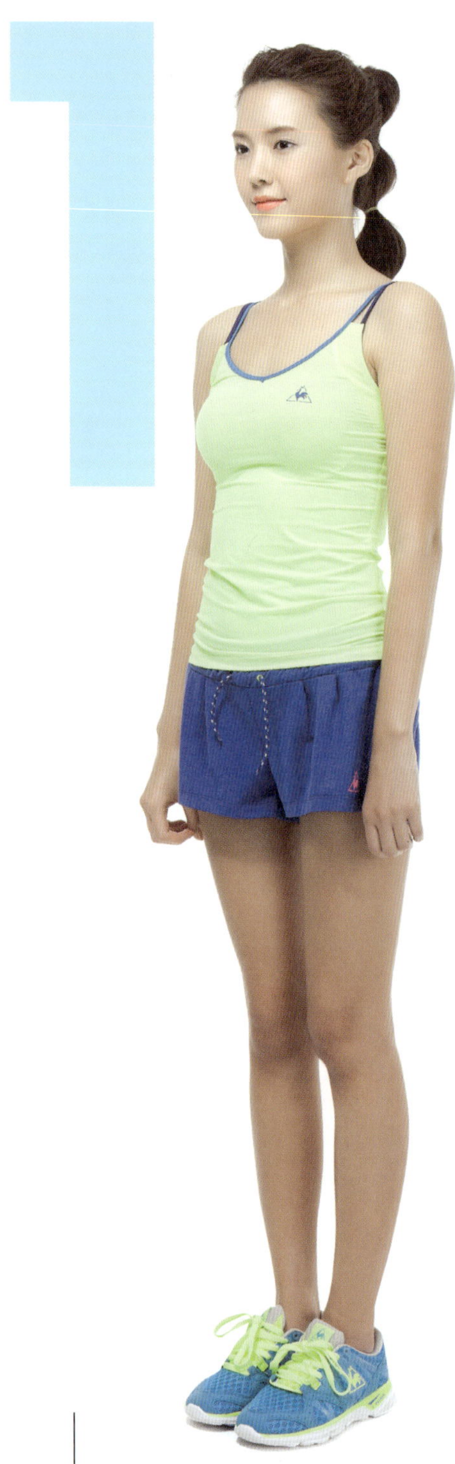

**1** 앞을 보고 바르게 서세요.

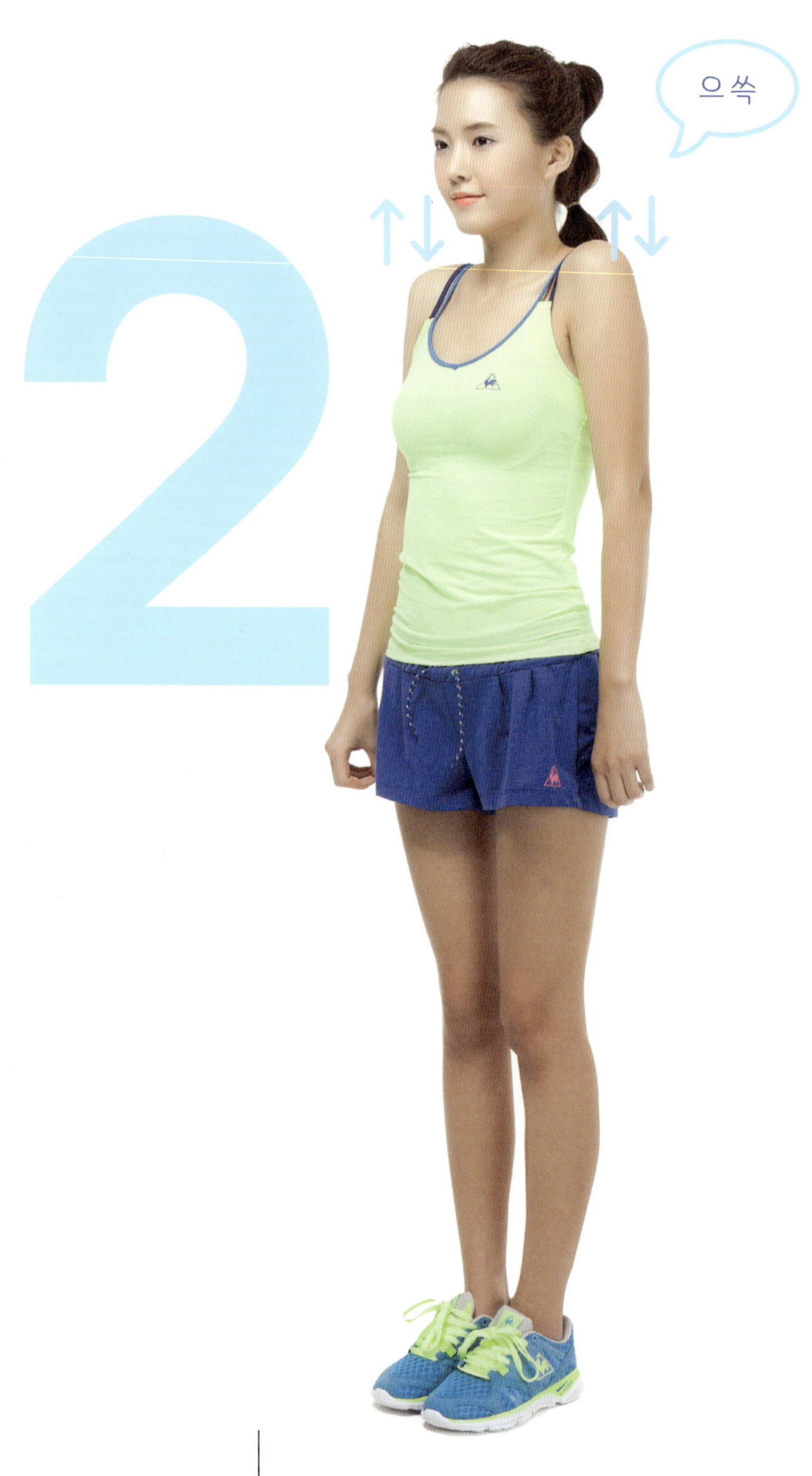



**2** 팔은 옆구리에 붙이고
양쪽 어깨를 들었다가
천천히 내리세요.
"으쓱" 하듯이 말이죠.

어제에 이어 오늘도 날갯죽지와 팔을 움직이는 운동을 해볼게요. 날갯
죽지, 즉 등을 움직이는 연습을 하면 몸의 움직임이 다양해져 어깨와 목
에 쌓이는 피로가 줄어든답니다. 그리고 등에 골이 쏙 파여 뒤태가 섹시
해지지요. 팔의 움직임에 따라 날갯죽지가 움직이는 걸 느끼면서 천천히
동작을 실시해 주세요.





팔을 뒤로 보낼 때 상체가
앞으로 밀리지 않게 상체를
곧게 펴고 팔만 움직이세요.



## 손등이 앞쪽을 바라보게 한 상태에서
## 한쪽 팔을 뒤로 보내세요.

**3** 손바닥을 뒤로 밀듯이 하면서 팔을 들어
올리세요. 어깨는 평행을 유지한 상태로
팔만 뒤로 보내세요. 이렇게 하면 날갯죽지를
모으는 근육을 쓰게 됩니다. 날갯죽지로
연필 하나를 잡는다는 생각을 하면서
날갯죽지를 모아 주세요.

## 뒤로 보낸 팔을
## 제자리로 내리세요.

**4** 팔을 바꿔 같은 동작을 실시하세요.
동작이 익숙해지면 덤벨이나 생수병을
들고 실시하세요.

# 03 <sub>1st Week</sub> DAY | 어깨 피로를 풀고 라인은 예쁘게
## 플라잉 숄더

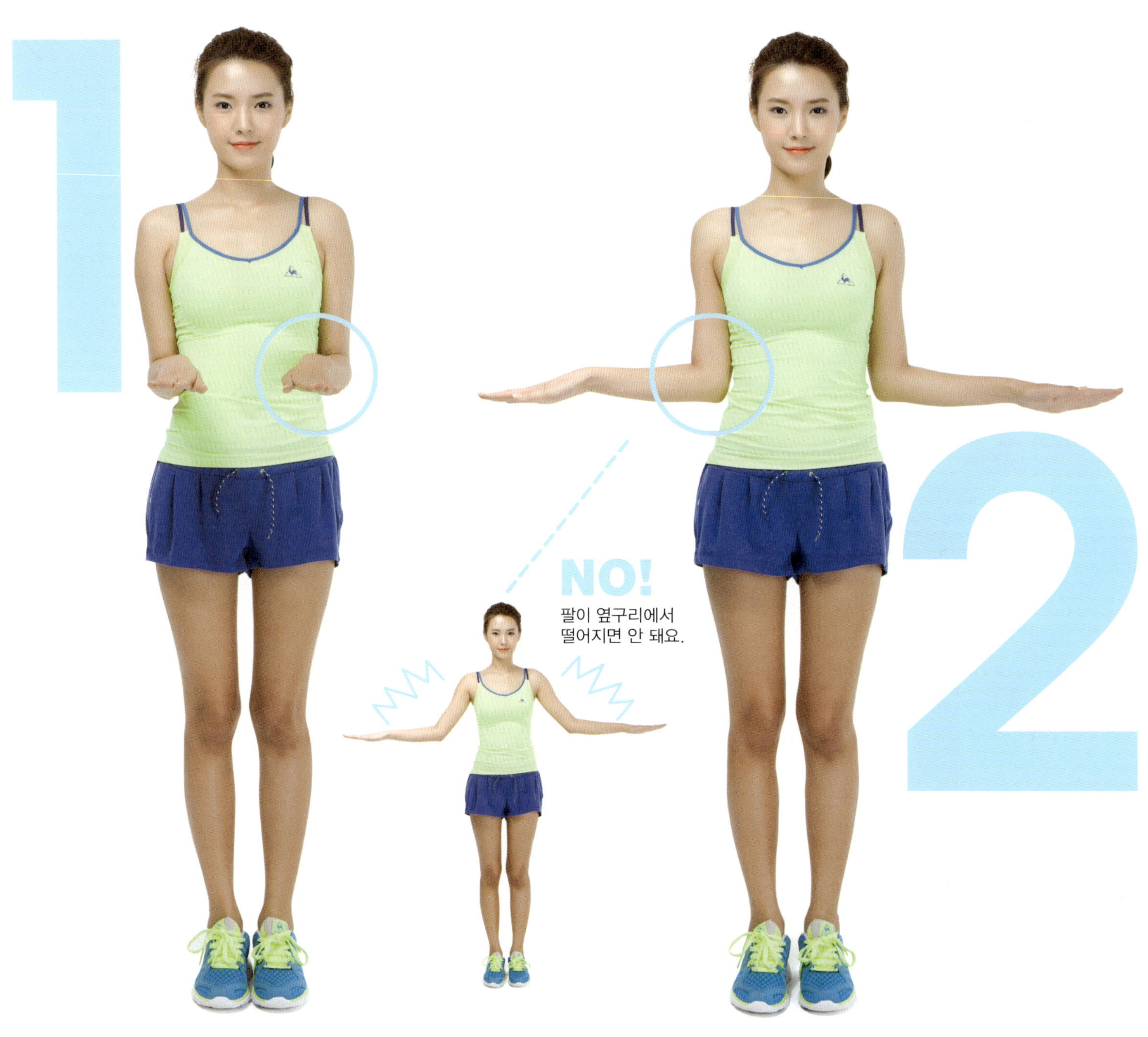


**1** 바르게 선 후 손등이 위를 향하게 팔을 앞쪽으로 구부리세요.
이때 팔꿈치를 옆구리에 붙이세요. 복부에 힘을 주고 서세요.

**2** 팔꿈치를 옆구리에 붙인 상태에서 팔을 양옆으로 벌리세요.

오늘은 날갯죽지 쪽 근육인 '능형근'과 어깨와 팔을 이어주는 관절인 '견갑골' 운동을 해볼게요. 어깨와 팔 라인이 예쁘게 다듬어진답니다. 어깨 피로를 풀어주는 데도 아주 좋아요. 현대인들은 능형근과 견갑골을 제대로 움직이지 않고 어깨만 움직이는 습관에 길들어 있어서 어깨에 필요 이상의 부담이 가요. 그래서 늘 어깨가 뻐근하고 묵직한 거랍니다. 그로 인하여 목도 불편하고요.



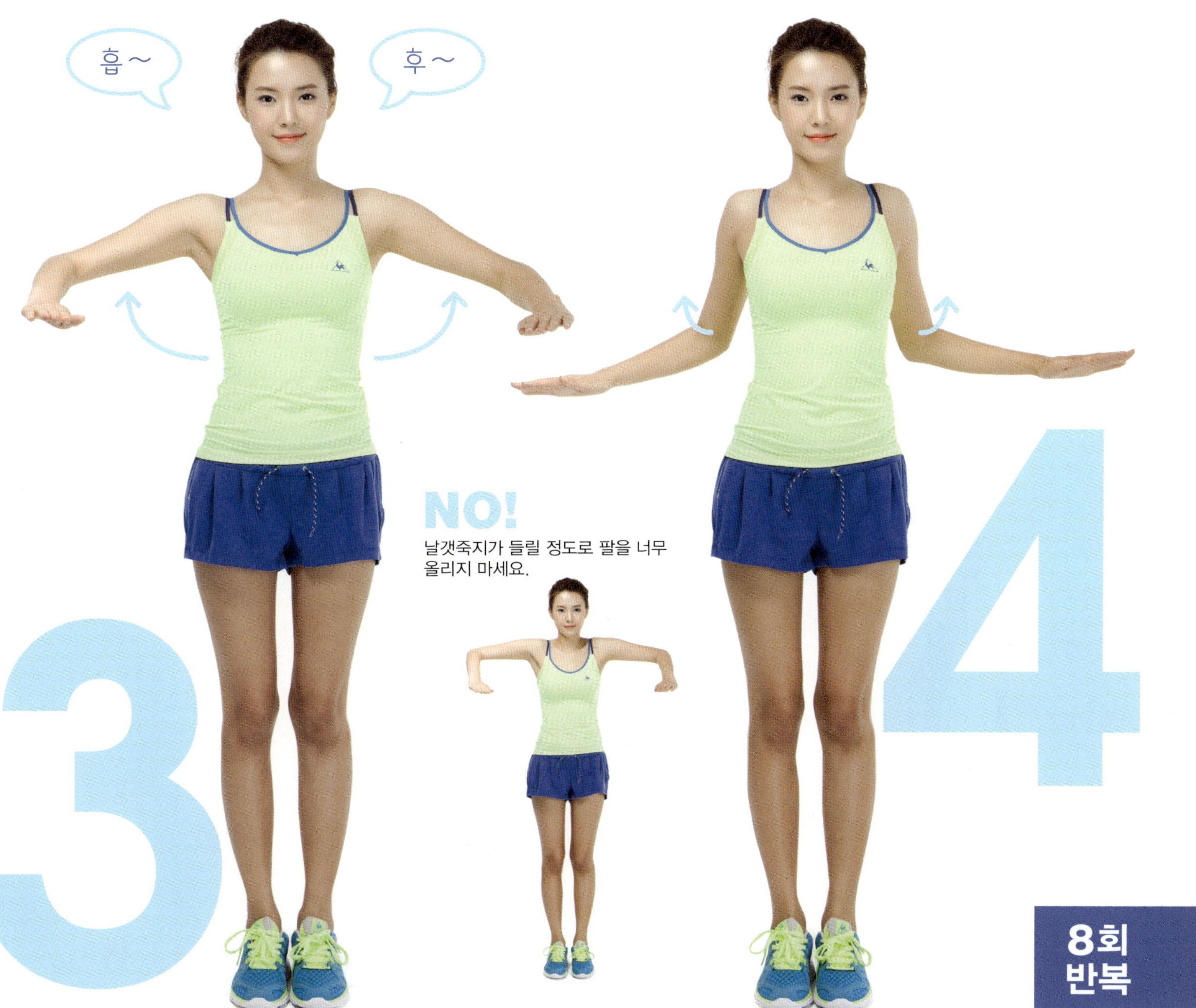


## 3

**팔꿈치를 어깨보다 약간 낮게
뒤로 들어 올리세요.**

숨을 마시고 내쉬면서 어깨를 들어 올리세요.
손은 자연스럽게 앞을 향하게 됩니다.
어깨가 너무 높이 올라가지 않게 하세요.
수평보다 조금 낮은 정도로 올리면 됩니다.
날갯죽지가 움직이는 게 느껴져야 합니다.

## 4

**다시 2번 상태로 돌아온 후
팔을 뒤로 밀었다가 돌아오세요.**

양쪽 팔이 서로 만나게 모아준다는
느낌으로 밀었다가 제자리로
돌아오세요. 갈비뼈가 너무 앞으로
나가지 않게 주의하세요.
배에 힘을 주고 서 있어야 갈비뼈가
앞으로 나가지 않아요.

# 04 DAY | 발레리나처럼 가느다란 팔 만들기
## 포르드브라

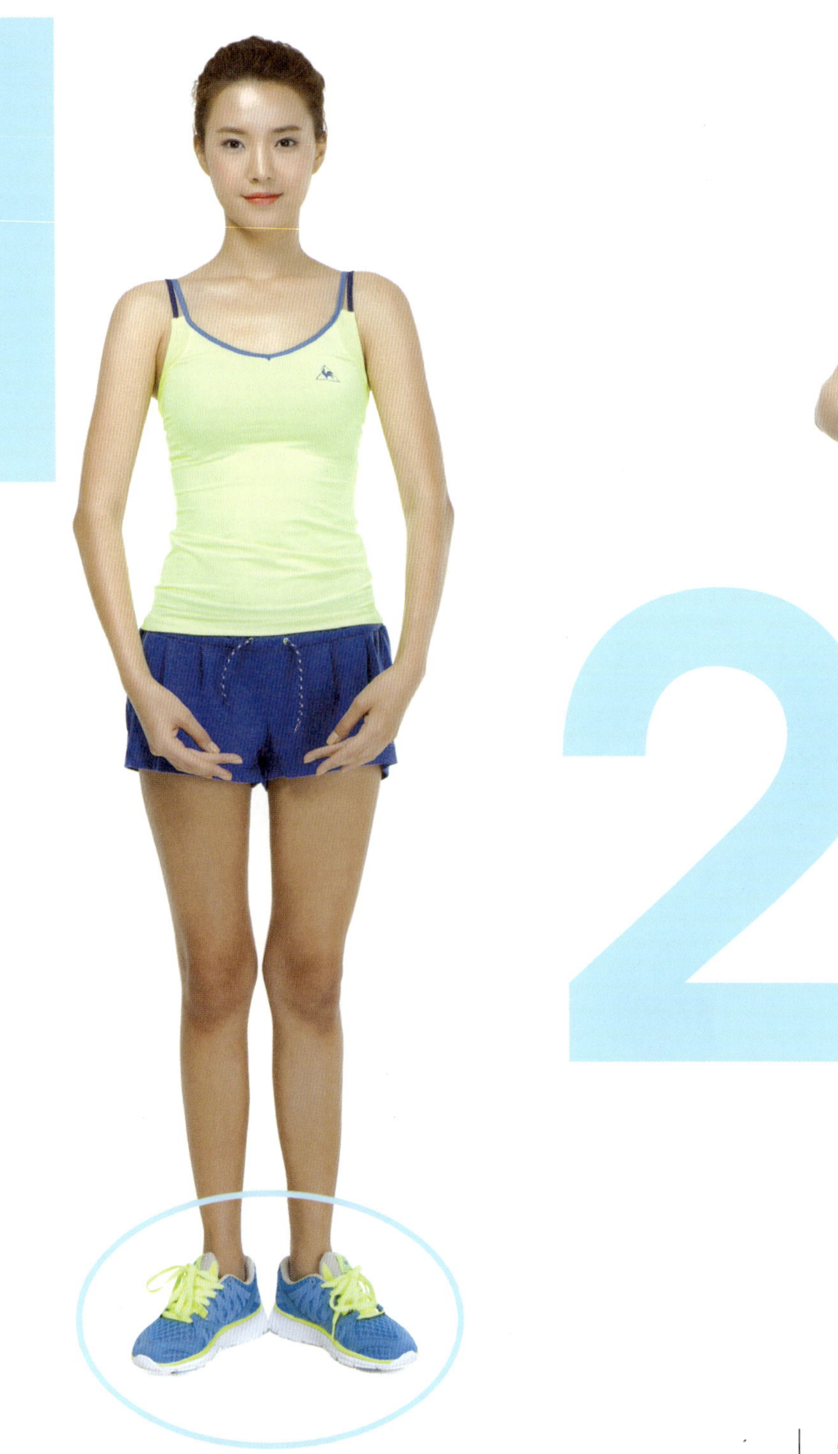

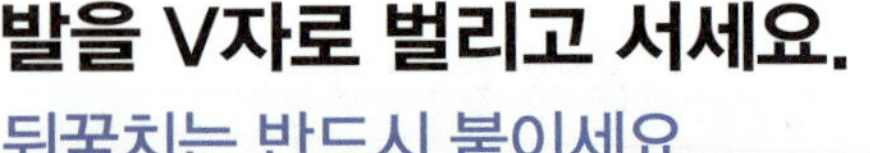

## 1

**발을 V자로 벌리고 서세요.**

뒤꿈치는 반드시 붙이세요.
손끝은 발레리나처럼 예쁘게 모으세요.

## 2

**두 팔을 가슴 앞으로 천천히
들어 올리세요.**

두 팔의 높이가 같아야 해요.
하지만 사람들은 한쪽 손만 쓰는
경우가 많아서 높이를 맞추는 게
생각보다 쉽지 않답니다.
거울을 보면서 동작을 하면
높이 맞추기가 훨씬 쉬워요.

발레의 기본 동작인 포르드브라(Port de Bras)입니다. 간단한 동작이
지만 팔 라인을 슬림하게 잡아주는 데 아주 좋답니다. 어깨를 움직이는
것이 아니라 팔을 움직여 동작을 하는 것이 포인트! 이렇게 어깨와 팔을
분리해서 움직이는 연습을 하면 어깨 통증이 확연히 줄어든답니다.

| 운동 부위 | 운동 강도 | 운동 종류 |
| --- | --- | --- |
| 팔/어깨 | 약 ●━━● 강 | 발레 |

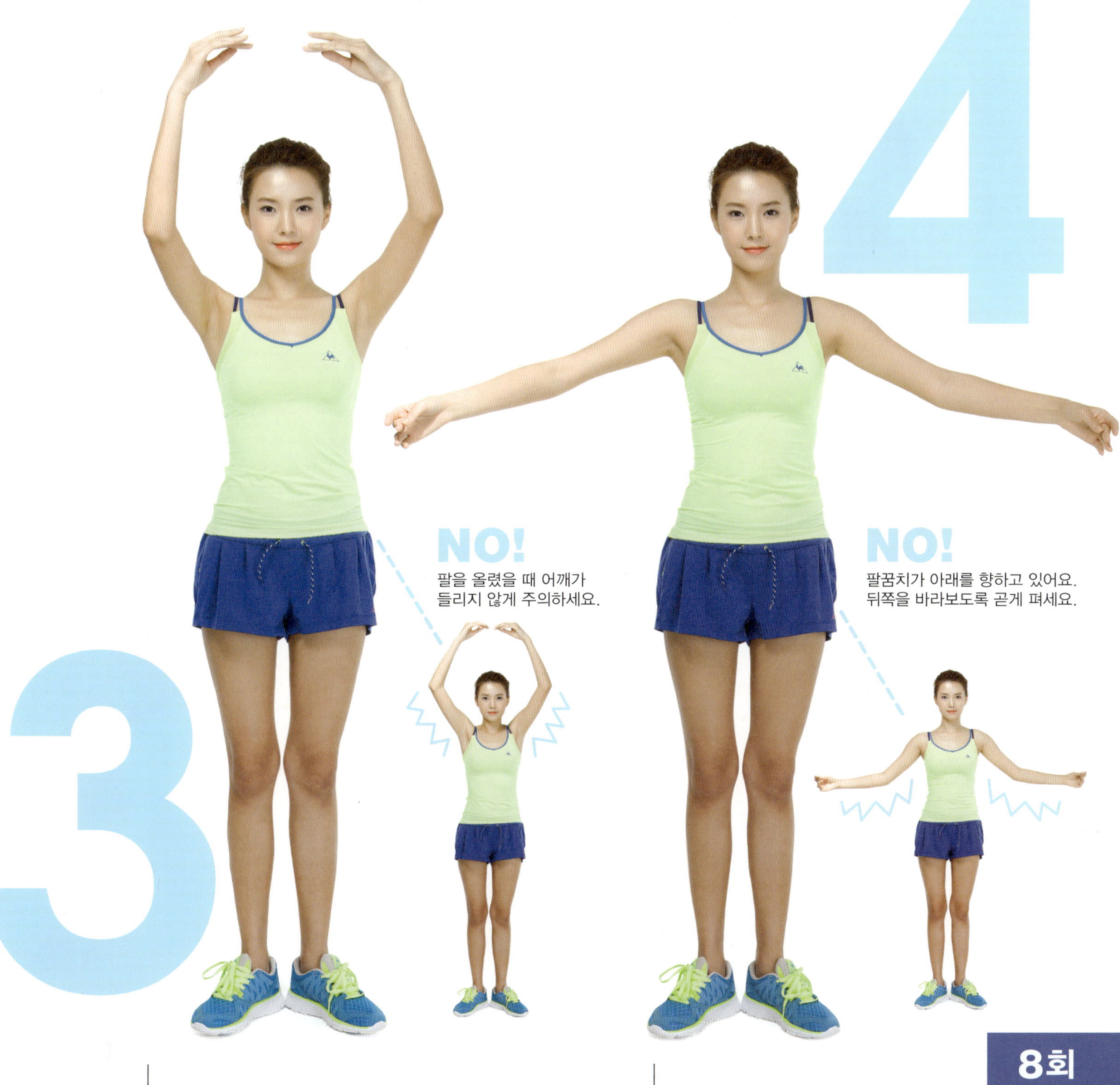


**3** 두 손이 머리 위에 올 때까지
팔을 들어 올리세요.
어깨는 수평이 되도록 하세요.

**4** 두 팔을 넓게 벌리세요.
팔꿈치가 뒤를 바라보고 있는 상태여야 해요.

# 상체 실루엣을 **탄력 있게** 잡아주자
## 리드미컬 툭

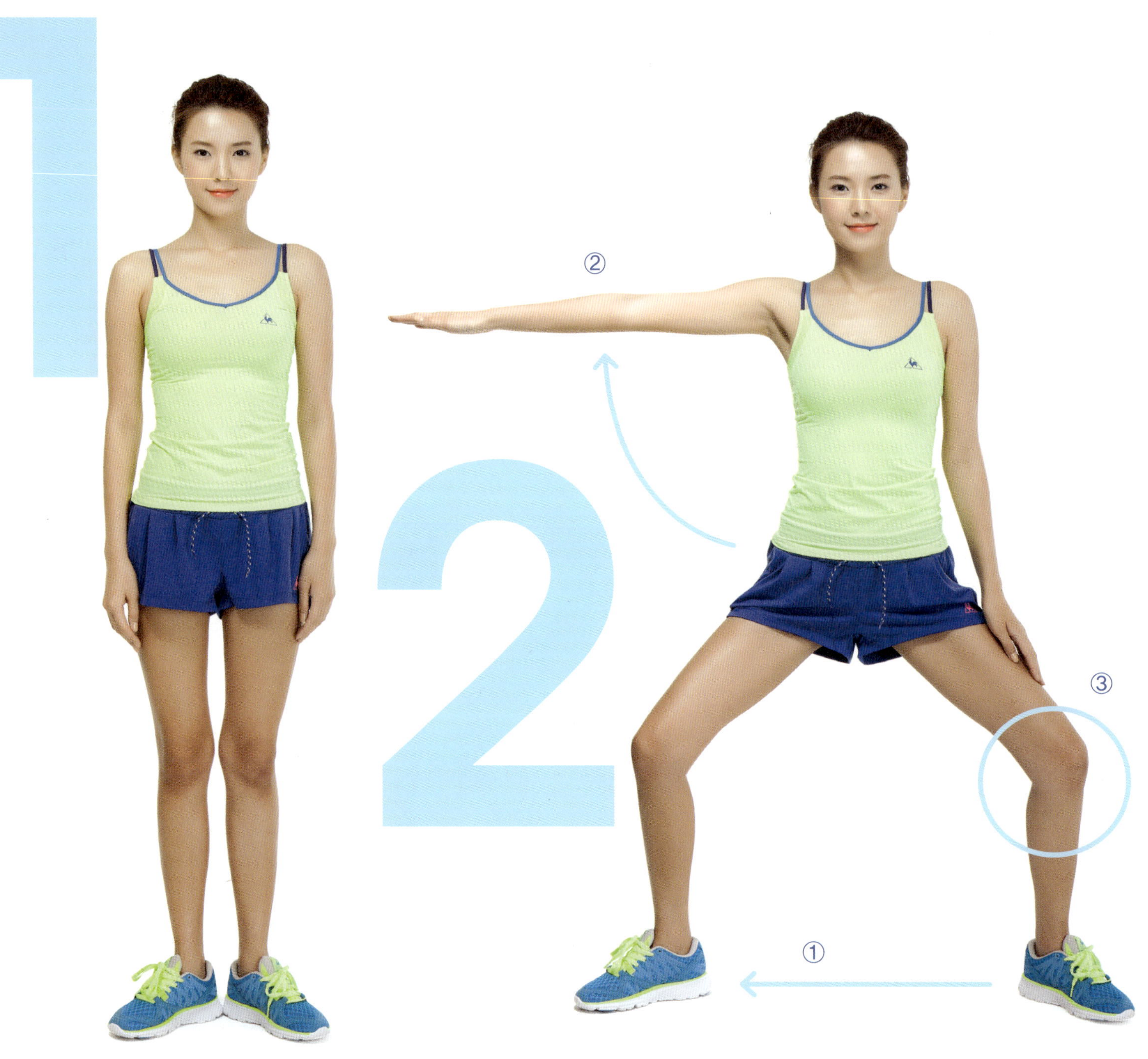

**1**
뒤꿈치를 붙여 발을 V자 모양으로
만든 후 앞을 보고 서세요.

**2**
한쪽 발을 옆으로 넓게 움직이고
같은 쪽 팔을 어깨 높이로 들어
올린 후 무릎을 구부리세요.

반드시 순서대로 발을 벌리고
팔을 올린 후 무릎을 구부리세요.

재즈댄스의 한 동작을 해볼게요. 다리를 구부린 후 재빨리 팔과 상체를 바닥으로 "툭!" 떨어뜨려 주는 동작입니다. 몸이 기울어질 때 상체가 전반적으로 스트레칭이 되면서 실루엣이 예쁘게 잡힌답니다. 파워풀하고 리드미컬하게 연속 동작을 해보세요. 신나게 춤을 추고 난 듯 속이 후련해지면서 스트레스가 짝 풀릴 거예요.

## NO!

팔을 떨어뜨렸을 때 고개를 들지 마세요.
시선은 바닥을 바라보세요.

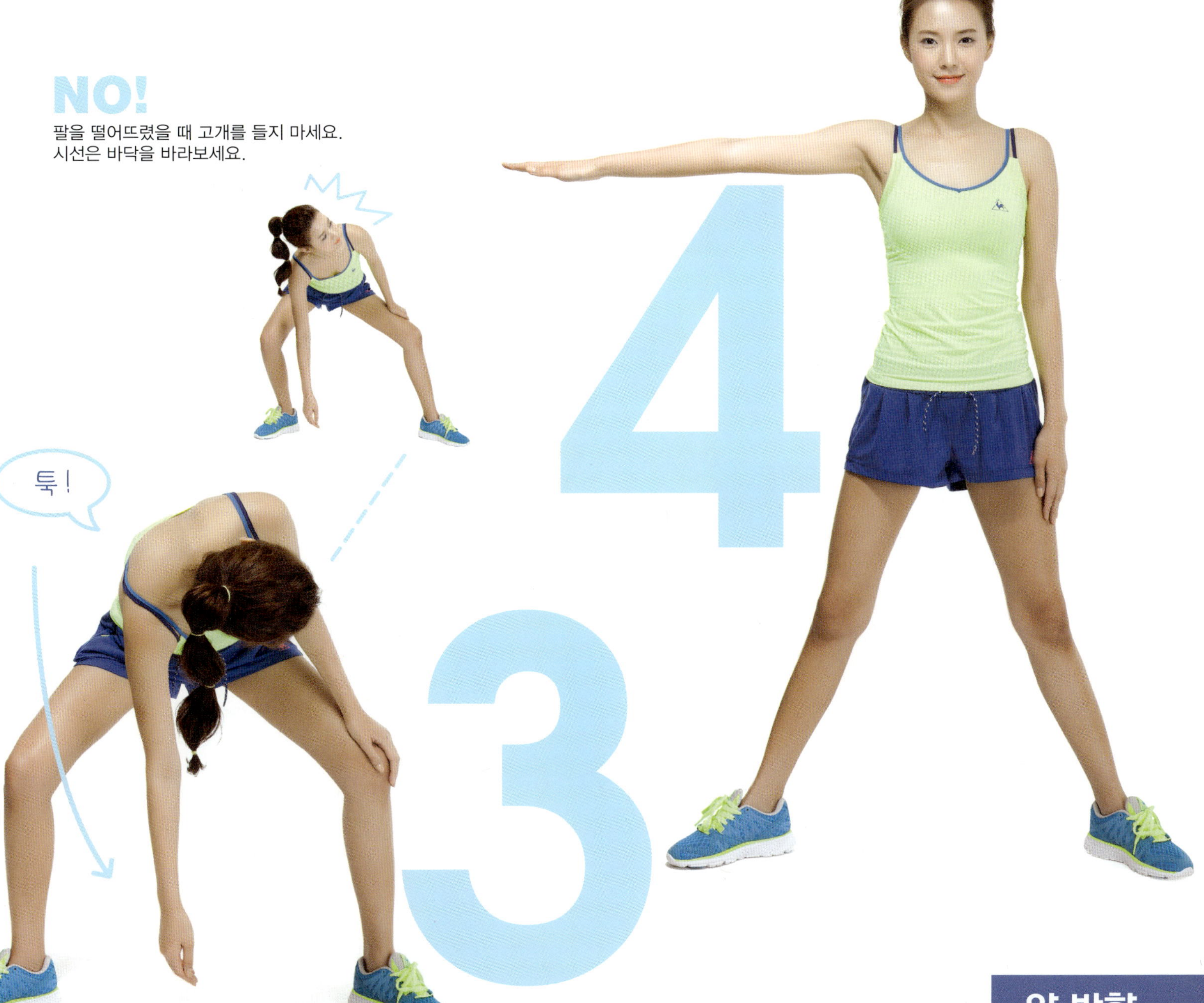


양 방향
4회씩

**3**
## 숨을 들이 마셨다가 내쉬면서 팔을 수직으로 툭 떨어뜨리고 상체도 앞으로 툭 떨어지듯이 숙이세요.

팔의 움직임에 체중을 맡긴다는 기분으로 상체를 빠르게 앞쪽으로 기울이세요.
이때 반대쪽 옆구리를 최대한 늘려 주세요.
몸은 정면으로 떨어지는 게 아니라 팔의 움직임을 따라 살짝 사선으로 떨어져야 해요.

**4**
## 2번 동작으로 돌아온 후 다리를 곧게 펴세요.

반대쪽 방향으로도 같은 동작을 실시하세요.

# 06 DAY | 잘 넘어지는 여자들을 위한
## 서클 앤 서클

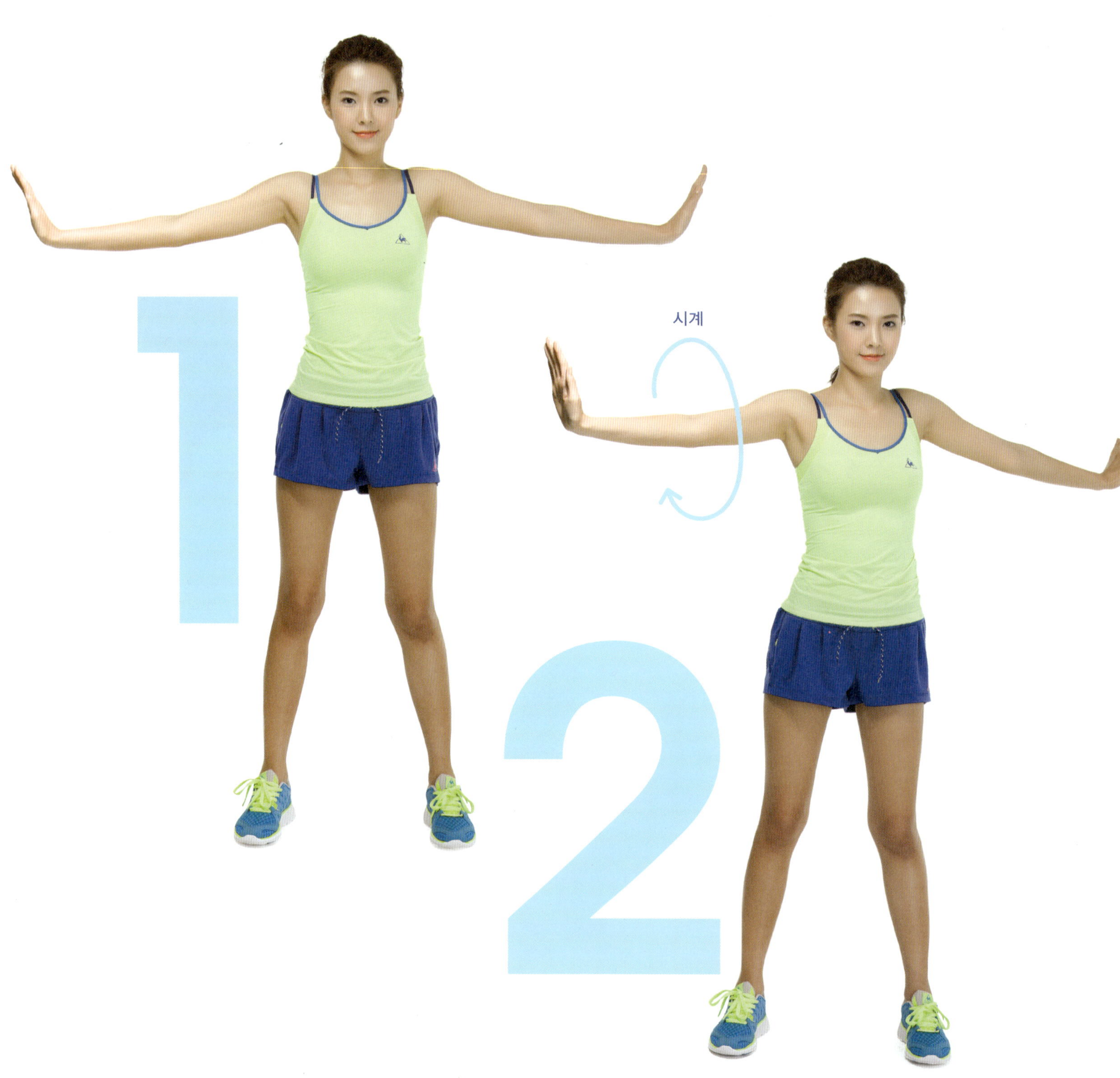


**1** 발을 어깨너비로 벌리고 손바닥을
수직으로 세운 후 팔을 높이 드세요.
양손으로 벽을 민다는 생각을 하며
팔을 드세요.

**2** 한쪽 팔을 시계 방향으로
돌리세요.
날갯죽지를 움직인다는 생각으로
팔을 돌리세요.

날갯죽지와 팔의 라인을 잡아주는 운동이자 공간지각 능력을 키워주는 운동이에요. 양팔이 각각 다른 방향으로 움직이는 연습을 하면 공간지각 능력이 키워진답니다. 여성들 중에 유독 잘 넘어지는 사람들이 많은데 이게 다 공간지각 능력이 부족해서 그렇답니다. 뼈가 약한 사람들의 부상 방지 프로그램으로도 많이 활용되는 운동이에요.

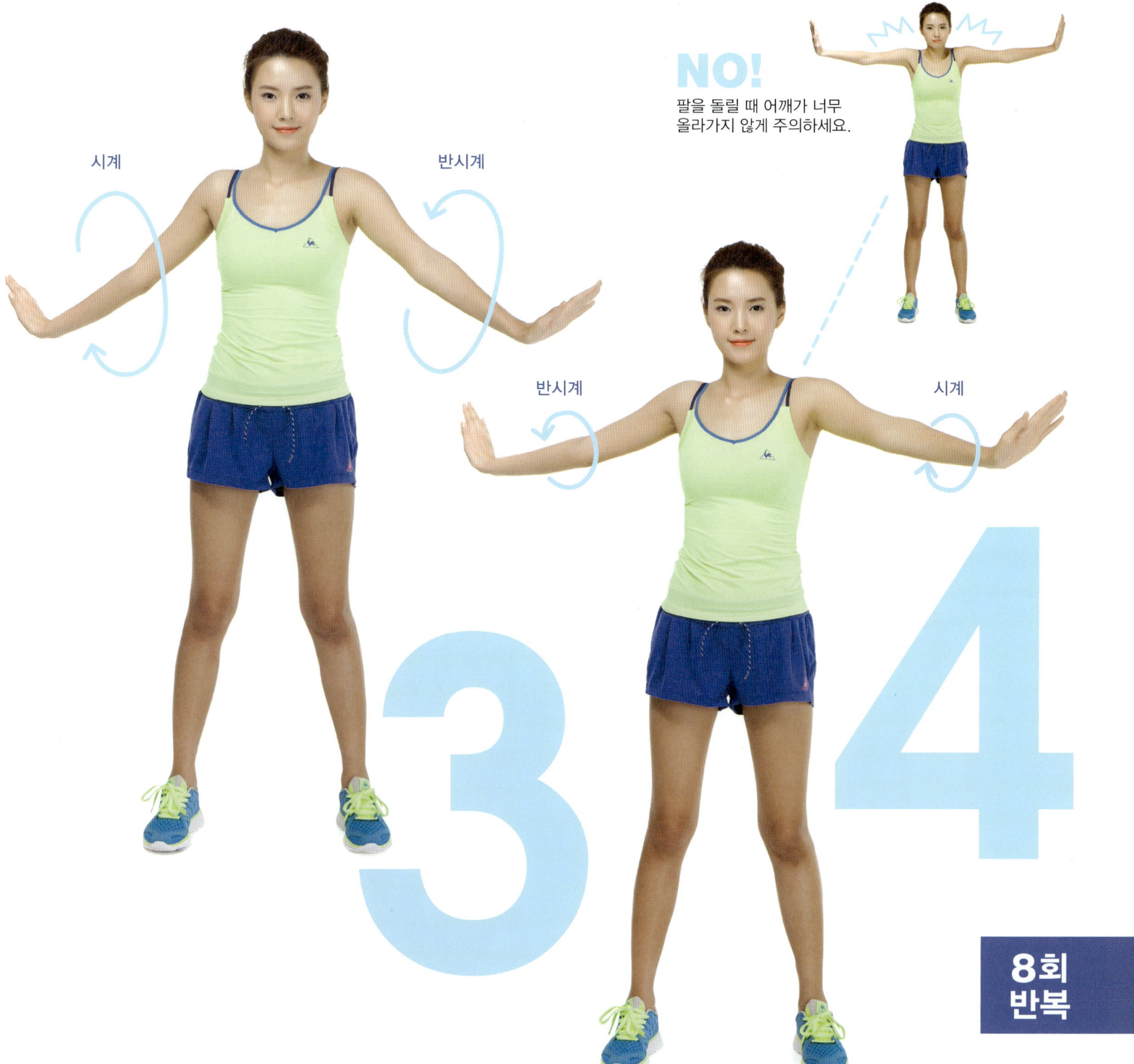


## 3 반대쪽 팔은 시계 반대 방향으로 돌리세요.

양팔이 같은 방향으로 돌지 않게 신경을 집중하세요.

## 4 양팔 방향을 바꿔 돌리세요.

두 팔의 높이를 다르게 해서 각각 다른 방향으로 원을 그리세요. 익숙해지면 속도를 점점 빨리 하세요.

# 발이 예뻐야 상체가 예뻐진다!
## 발가락 가위질

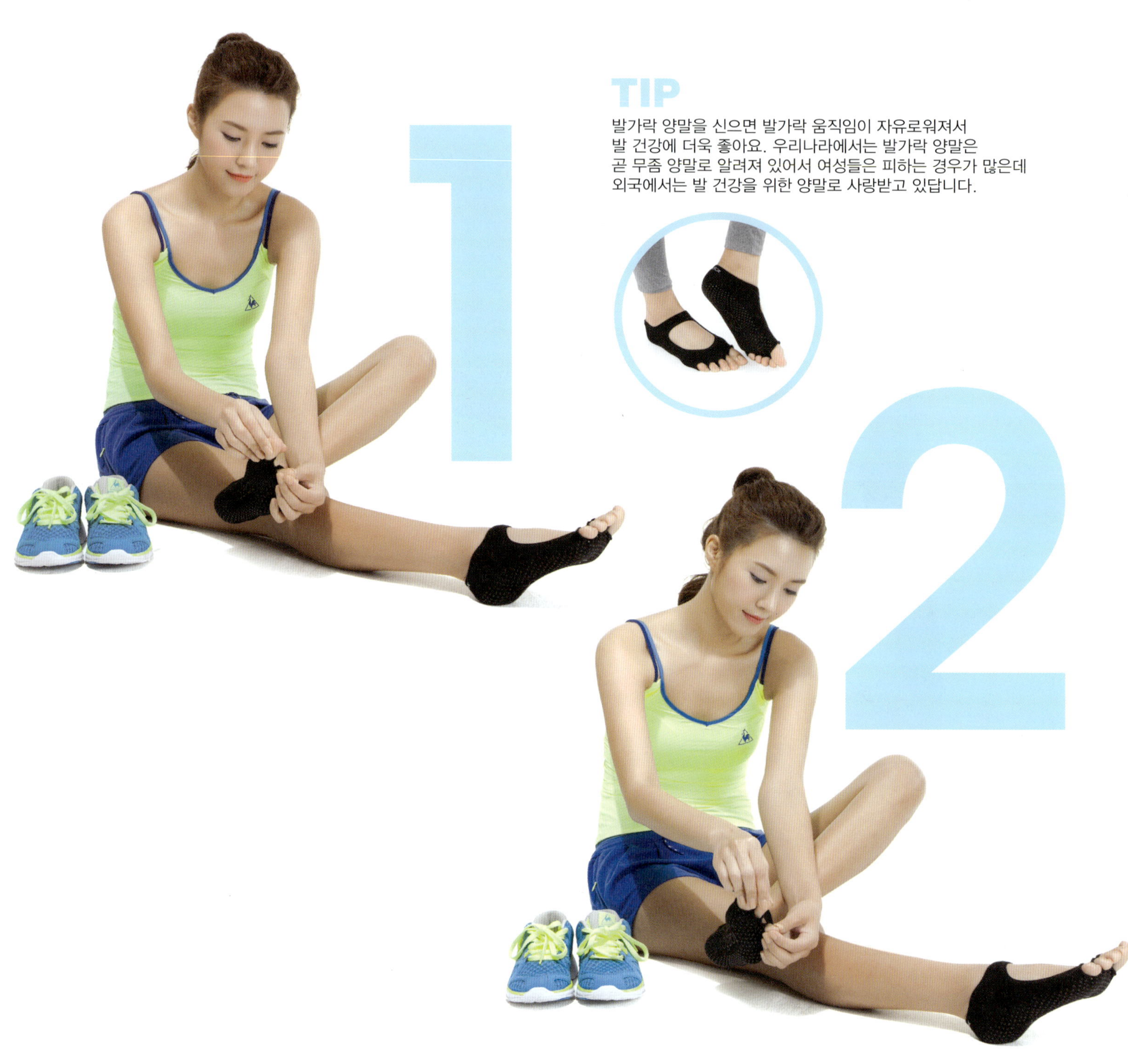

**TIP**

발가락 양말을 신으면 발가락 움직임이 자유로워져서
발 건강에 더욱 좋아요. 우리나라에서는 발가락 양말은
곧 무좀 양말로 알려져 있어서 여성들은 피하는 경우가 많은데
외국에서는 발 건강을 위한 양말로 사랑받고 있답니다.

**1** 손으로 발가락을 잡고
엄지발가락과 두 번째 발가락을
V자로 벌려 주세요.

힐을 많이 신어 발가락이 오그라들었을 때
좋아요. 발가락을 펴주는 효과가 있어요.

**2** 새끼발가락까지 차례차례
발가락을 V자로 벌려 주세요.

발에 무좀이 있으면 맨손으로
하지 마세요. 무좀균이 손에 옮을 수
있으니 장갑을 끼고 하는 것이 좋아요.

지금 세계적으로 주목받고 있는 '베어풋(Barefoot)'을 소개할게요. 발을 최대한 편안하고 자유롭게 해주는 운동이랍니다. 상체 운동 중에 무슨 발이냐고요? 우리 몸은 유기적으로 연결돼 있어서 몸에서 가장 많은 압력을 받는 발의 컨디션은 몸의 컨디션과 직결된답니다. 그래서 발의 피로를 풀어줘야 몸의 피로가 풀리고 상체가 곧고 바른 모양이 되려면 발이 곧고 바른 모양으로 잡혀 있어야 해요.

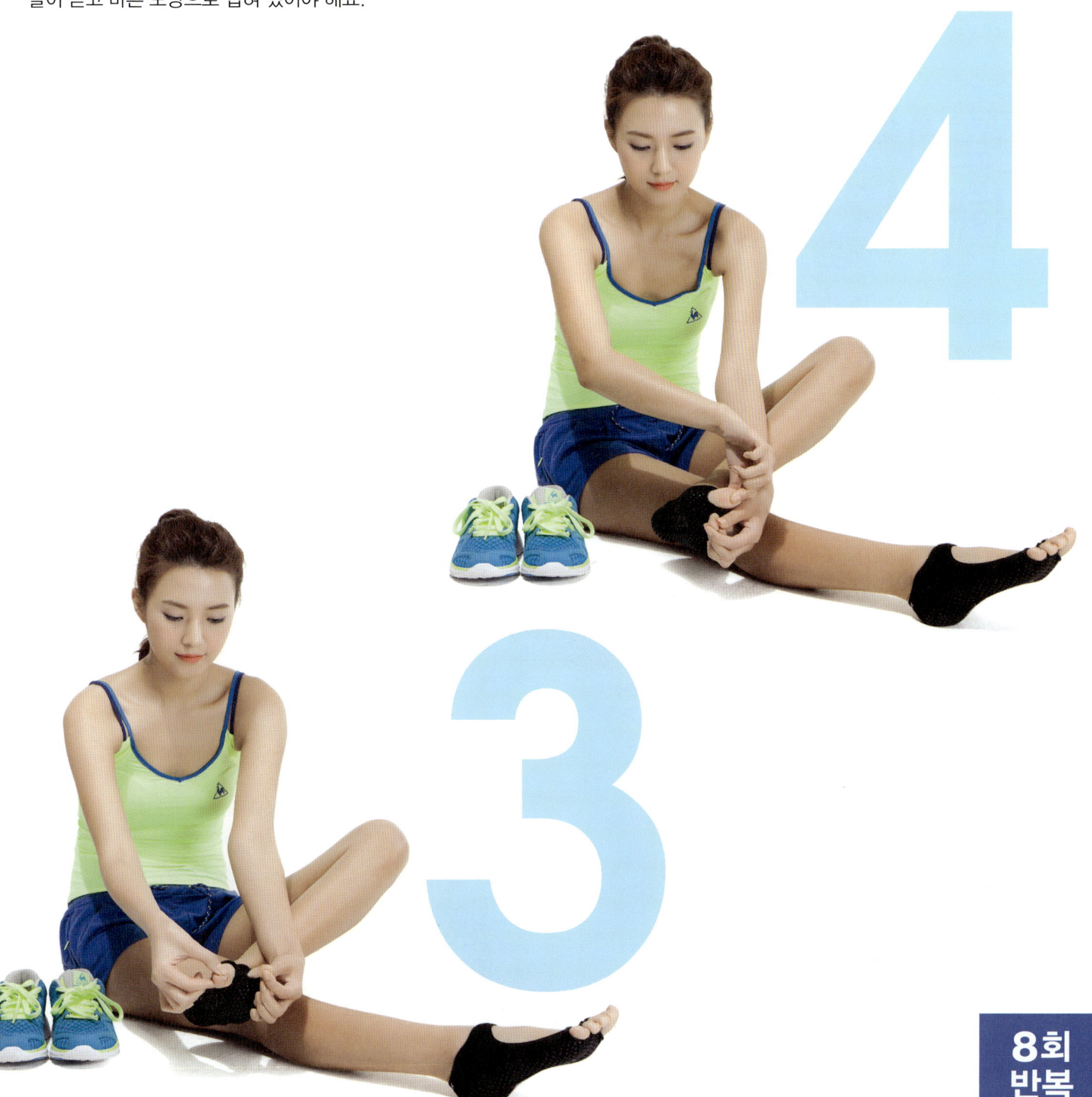

**8회 반복**

**3** 엄지발가락과 두 번째 발가락을 잡고 가위질 하듯 앞뒤로 왔다갔다 하세요.
발의 혈액순환을 촉진해 피로가 풀립니다.

**4** 새끼발가락까지 차례차례 모두 실시하세요.

# Q&A 나는 왜 살이 찔까?

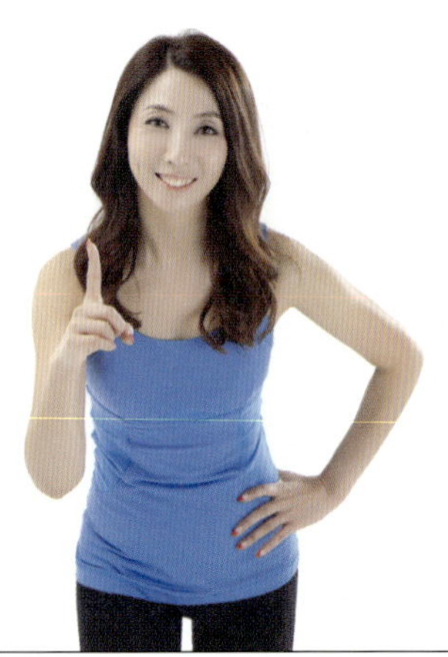

# 몸은
# 당신보다
# **정직해요!**

## | 남들과 비교해보면 딱히 많이 먹는 편도 아닌데 저는 왜 살이 찔까요?

움직이지 않아서! 그래서 팔, 등, 배, 목, 어깨 기타 등등 움직임이 적은 부위에 살이 찌는 거죠. 그렇기 때문에 '얼마나 먹었느냐'보다 '먹은 것에 비해 얼마나 움직였느냐'가 몸매 관리의 포인트라 할 수 있어요.

## | 웬만한 운동 못지않게 활동량이 많은데 피곤하기만 하고 살은 안 빠지네요. 흑!

운동이란 각 부위 근육을 '수축'하고 '이완'하는 동작을 반복하는 거예요. 어느 한 방향으로만 치우친 움직임, 즉 이완만 있거나 수축만 있는 동작을 반복한다면 그건 운동이 아니라 노동이죠. 노동만 반복하면 몸에 무리가 간답니다. 그래서 몸을 많이 쓰는 직업 가진 분들 중에 아픈 분들이 많아요. 몸을 건강하고 아름답게 가꾸려면 각 부위에 알맞은 운동을 정확한 방법으로 적당량을 해줘야 해요.

## | 운동을 얼마나 하면 몸이 바뀌나요?

사람들이 가장 많이 하는 질문이네요. 물론 제각각 다르지요. 한 달 만에 티가 팍팍 나는 사람이 있고 1년을 해도 티가 안 나는 사람이 있고요.
설렁설렁 하는 게 아니라 주어진 프로그램을 숙지해 100% 공들여 했다고 가정하면, 보통 10회 정도 하면 자신이 변화를 느끼고 20회 정도 하면 주변 사람들이 변화를 느껴요.
하지만 이게 끝이 아니죠. 변화가 시작되는 순간부터가 본격적인 시작이에요. 변화가 느껴지기 시작하면 운동이 점점 재미있어질 거예요.

## | 좀 더 빨리 몸을 바꿀 순 없나요?

20~30년 동안 지금의 '몸'을 만들어 놓고선 이걸 후딱 바꾸겠다고요? 그렇다면 램프의 요정 지니를 찾아가는 수밖에!
보통 운동 1주차에서 2주차로 넘어갈 무렵이면 슬슬 마음이 급해지기 시작해요. 빨리 '재미'를 보고 싶거든요. 하지만 내 몸에 붙어 있는 지방들도 내 몸의 일부예요. 몇 년을 함께 했는데 어느 날 갑자기 나가라고 한다면? 당연히 안 나가죠! 이별에는 시간이 필요해요. 몸이 운동에 적응하고 효과를 내는 시간이 필요하답니다.
물론 의사 선생님을 찾아가는 방법도 있어요. 하지만 우리 몸의 회복력은 가히 놀라울 정도예요. 의학 기술로 지방을 제거할 수는 있지만 공간이 비어 있으면 몸은 어떻게든 다시 원래 상태로 채우려고 합니다. 그래서 깨알같이 요요가 오는 것이죠. 지방 제거 수술을 한다고 해도 몸은 원래 상태로 돌아가게 돼 있어요.
시간 욕심을 버리고 차근차근 운동하면 몸은 배신하지 않고 분명히 그만큼의 결과를 보여줄 거예요. 몸은, 당신보다 정직하거든요.

## | 건강하게 다이어트 하려면 기간을 어느 정도로 잡으면 될까요?

평~생! 다이어트는 1주, 2주, 4주… 뭐 이렇게 하는 게 아니라 평생 하는 거예요. 그렇다고 매일 바나나, 닭가슴살만 먹으면서 긴장하고 살라는 얘기는 아니에요. 좋은 음식을 맛있게 먹으면서 적절히 운동하면 그게 바로 건강한 다이어트예요. 그렇게 자연스럽게 꾸준히 관리하면 40대, 50대가 되어서도 55사이즈를 유지할 수 있답니다. 저처럼요, 흠흠.

## | 상체에서 제일 먼저 관리해야 할 곳은 어디인가요?

다들 옷 입을 때마다 출렁이는 팔뚝살이나 톡 튀어나온 뱃살이 가장 신경 쓰일 거예요. 하지만 상체에서 가장 먼저 관리해야 할 곳은 내 눈에 보이지 않는 그곳, 바로 '등'이에요. 왜냐하면 등에 척추가 있기 때문에. 척추가 바로 서 있어야 몸의 균형이 잡혀요. 몸의 균형이 바로잡히면 어떤 옷을 입어도 예쁘답니다.
그리고 복부! 뱃살 때문이 아니라 배가 몸의 중심이기 때문이죠. 몸의 중심부가 탄탄하게 바로잡혀 있어야 각 부위들이 제 기능을 할 수 있는 건 당연하겠지요.

## | 운동하다 다치는 사람도 많다던데요?

쉽다고 알려진 동작도 제대로 숙지하지 않고 하면 부상이 올 수 있어요. 우선은 '자기 능력껏' 하는 게 가장 중요해요. 안 되는 동작을 한 번에 하려고 욕심 부리지 말고, 되는 만큼씩 하면서 서서히 횟수를 늘여 가세요. 그리고 거울을 보면서 운동하는 게 좋아요. 그러면 누가 옆에서 잡아주지 않아도 자기 자세를 보면서 스스로 교정할 수 있답니다. 맨바닥보다는 매트를 깔고 하는 게 더 좋고요. 매트가 완충 작용을 해주기 때문에 팔꿈치나 무릎에 부담이 덜 간답니다.

## | 날씬해도 운동해야 하나요?

톱 연예인일수록 운동을 열심히 합니다. 그들은 단순히 미용만을 위해서 몸 관리를 하는 게 아니에요. 건강하지 않으면 아무것도 할 수 없다는 걸 알기 때문에 하는 거예요. 체력이 받쳐 주지 않으면 치열한 촬영 현장에서 버텨낼 수가 없으니까.
자신의 재능이 빛을 발하려면, 재능을 갈고 닦는 것은 물론이고 건강과 체력이 뒷받침되어야 한다는 걸 최고의 자리에 올라간 스타들은 이미 알고 있답니다. 그래서 그들이 최고가 될 수 있었던 것인지도 몰라요.
지금 몸이 예쁘고 날씬하다면, 그렇기 때문에 지금 관리해야 해요. 그래야 오래 유지할 수 있어요. 아직 10대, 20대라 필요성을 못 느낀다고요? 조금이라도 일찍 자기 몸을 돌아보세요. 그래야 나중에 후회하지 않아요. 몸은 어느 날 갑자기 확 달라지는 게 아니랍니다. 본인은 인식을 못할 뿐 서서히 변화가 진행되다가 어느 순간 증상이 나타나는 거랍니다. 그게 통증이고 지방이고 노화란 말이죠.
벌써 30대를 넘어섰는데 이제 와서 생전 안 하던 운동하려니 망설여진다고요? 오늘이 내 인생에 가장 젊은 날이니까 하루라도 젊을 때 운동을 시작하세요. 보석이나 가방에 연연하는 것보다 아름다운 몸에 연연하는 게 가장 현명해요. 그리고 건강은 잃으면 돌아오지 않아요. 몸은 좋을 때 지켜야 하고 돌이킬 수 있을 때 관리해야 해요.
앞으로도 오래오래~ 가고 싶은 데 다 가고, 하고 싶은 거 다 하고, 먹고 싶은 거 다 먹으면서 즐겁고 행복하게 살려면, 몸을 소중히 가꿔줘야 해요. Right Now!

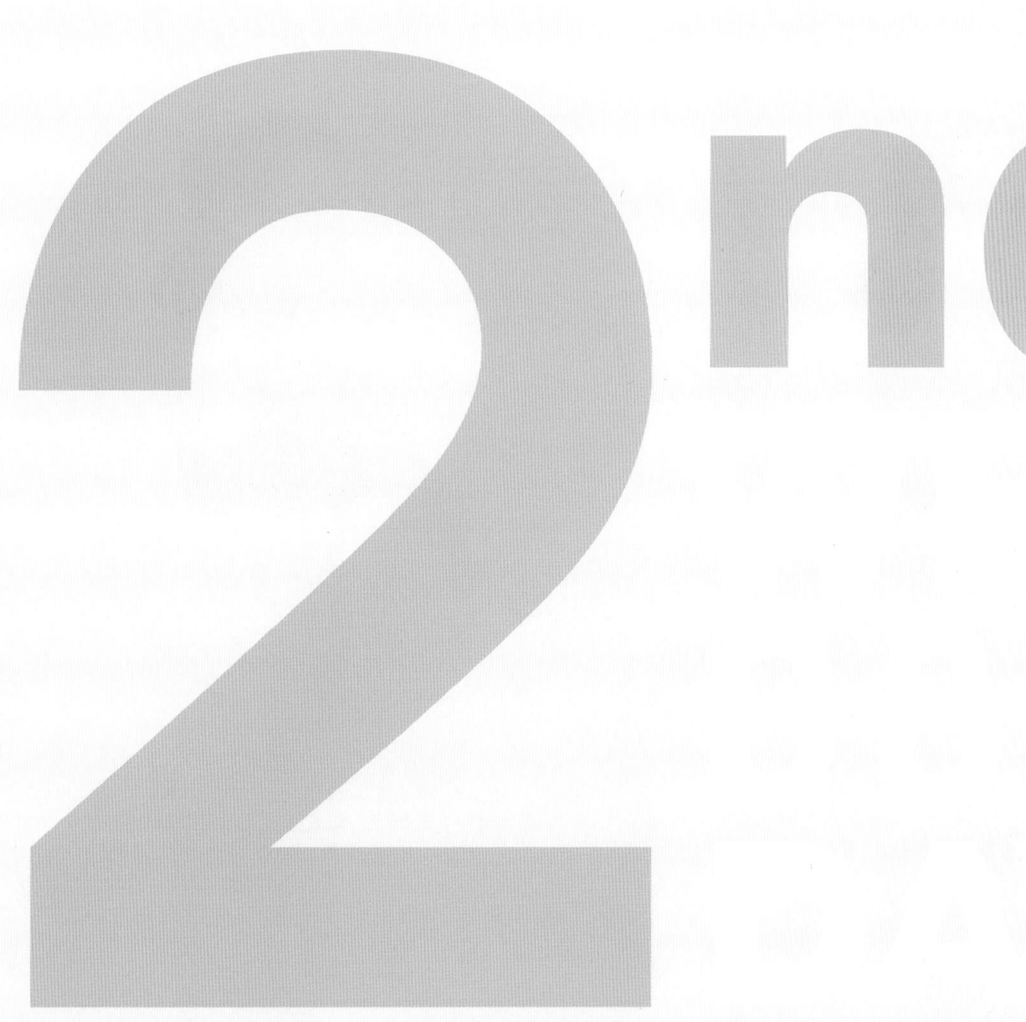


## 30일 운동 2주차 상체편

잘 따라오고 있나요? 2주차 운동은 납작한 배와 잘록한 허리를 만들어 주는 상체 로테이션 운동 위주로 구성돼 있어요. 전체 라인을 길게 늘려 주는 이완 운동과 잘 넘어지는 걸 방지하는 공간지각력 운동도 꼼꼼히 따라 하세요.

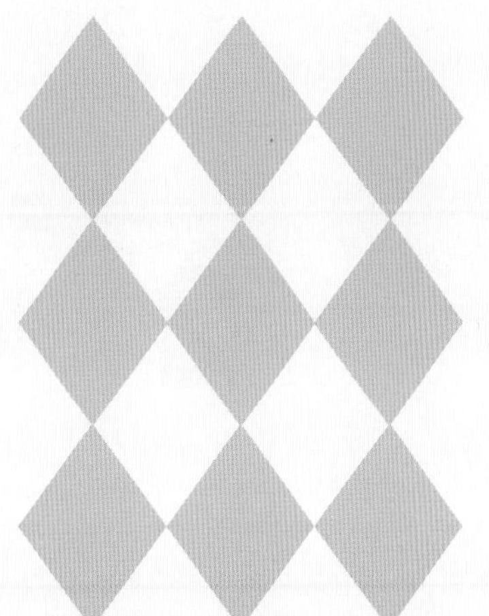
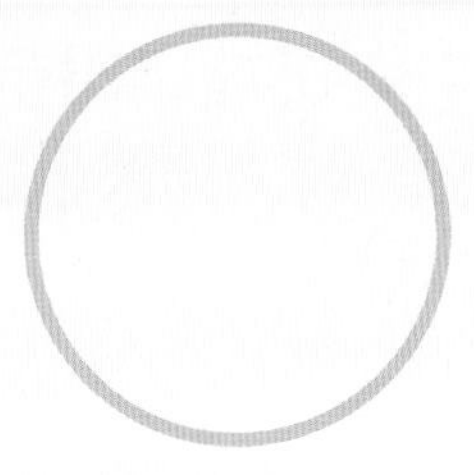

## 톡 튀어나온 배를 **납작하게**
## 상체 로테이션

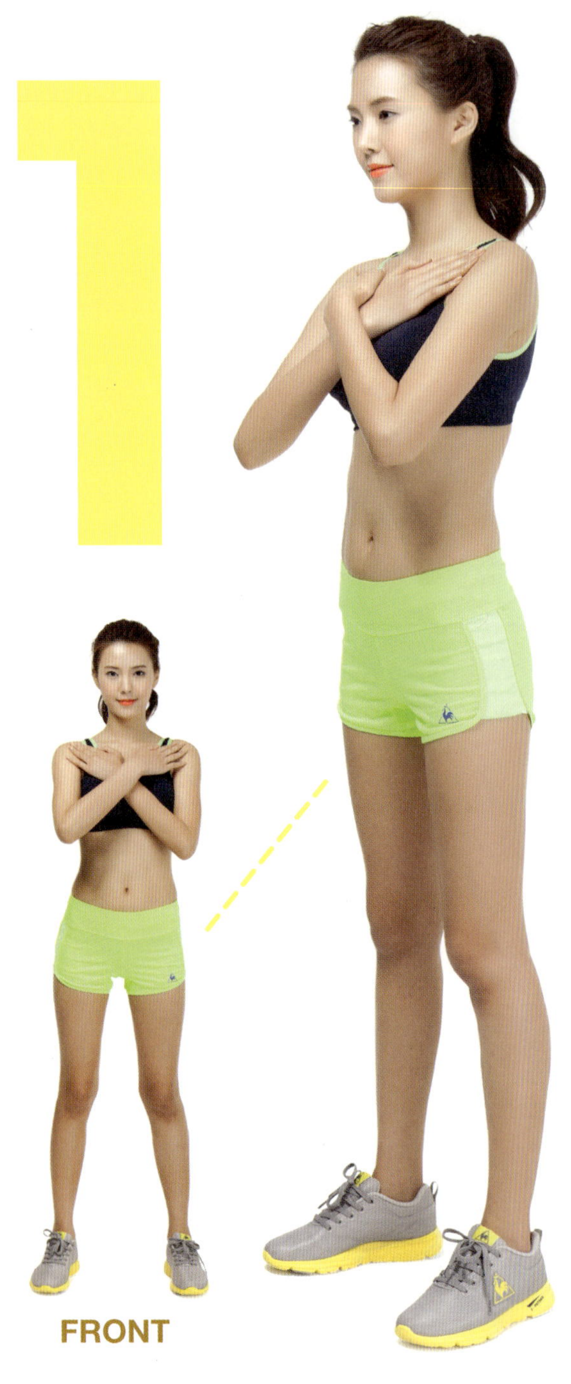



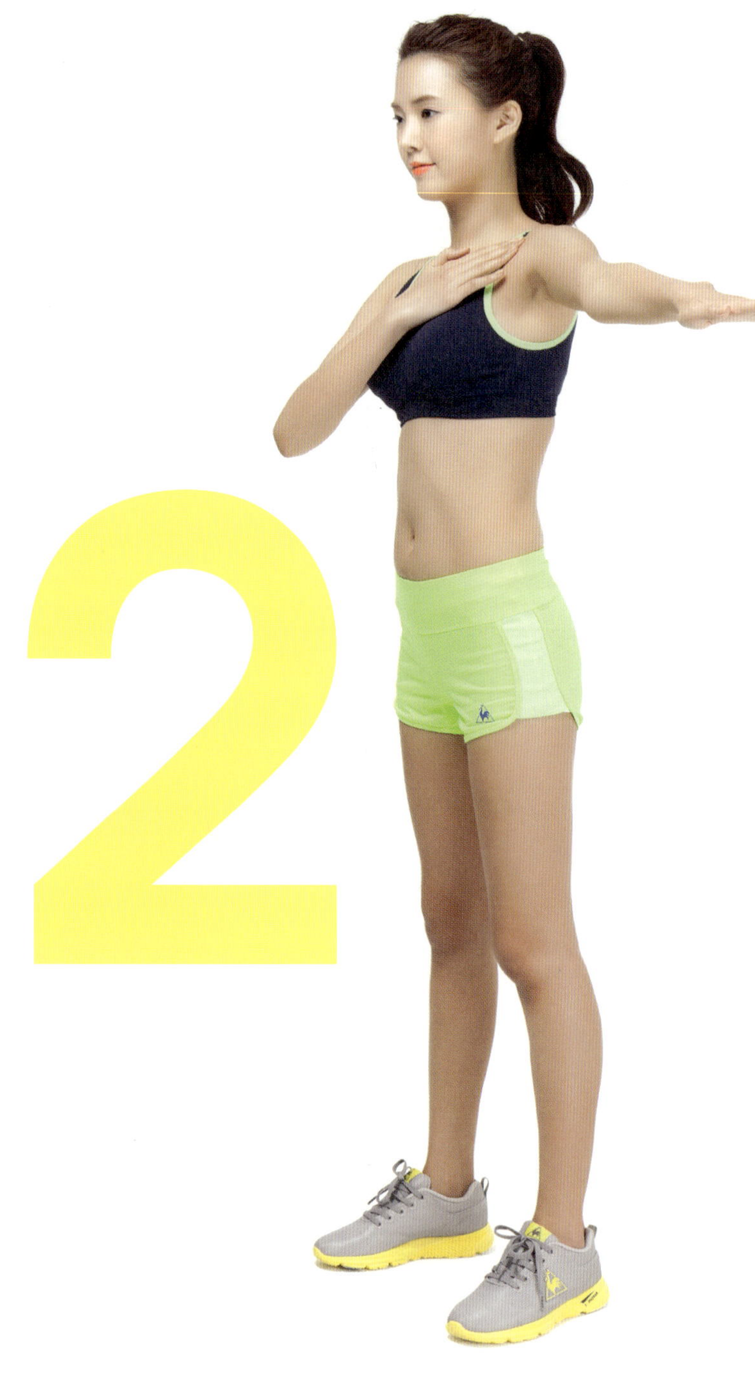



**1** 두 발을 어깨너비로 벌리고 선 후
양손을 각 어깨에 교차해서
얹으세요.

**2** 한쪽 팔을 어깨 높이로
쭉 뻗어 올리세요.

쇄골이 끝나는 부위에 손을 얹고
일직선으로 죽 밀어주면 그 높이가
바로 어깨높이입니다.
그 정도 높이로 팔을 올리세요.
너무 높이 들어 올려도 안 돼요.

한 손은 어깨에 올리고 한 손은 옆으로 들고 상체를 로테이션 시키는 동작이에요. 허리 라인을 매끈하게 다듬어 주고 복부의 X자 근육(내외복사근)을 발달시켜서 군살을 빼고 배를 납작하게 만들어 주는 동작입니다. 일상 틈틈이 하기 좋은 운동이죠.

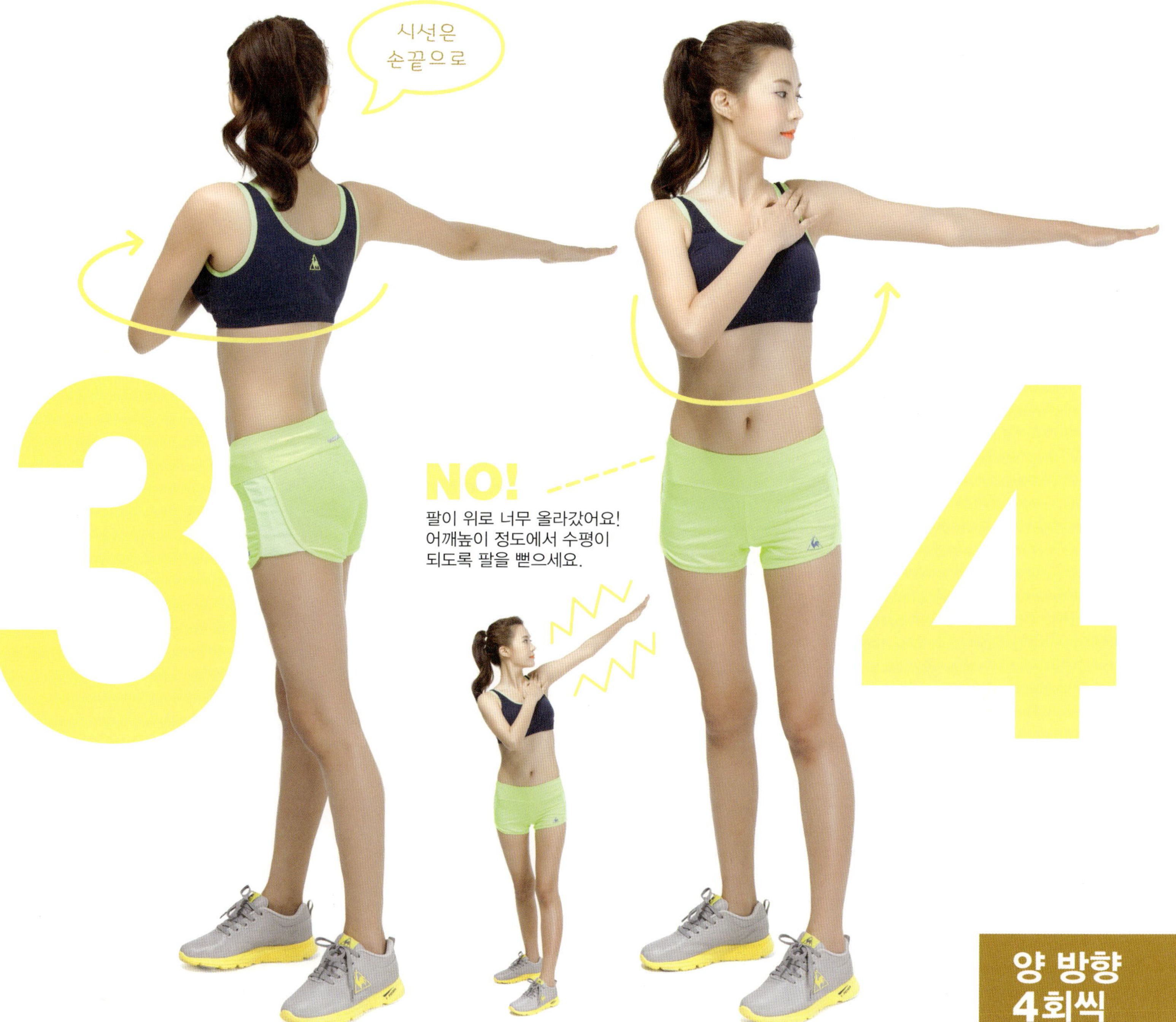


**3** 고개를 돌려 옆으로 뻗은 팔의 세 번째 손가락을 바라본 후 뒤쪽을 향해 상체를 최대한 돌리세요.

반드시 시선을 손끝에 맞춘 뒤에 몸통을 돌리세요. 그래야 몸통이 많이 돌아갑니다.

**4** 자세를 그대로 유지한 채 앞쪽으로 상체를 최대한 돌리세요.

몸이 잘 안 돌아가거나 통증이 있는 쪽으로 동작을 먼저 하세요.

# 09 2nd Week DAY | 가느다란 목선이 주는 섹시함을
## 뷰티풀 넥 스트레칭

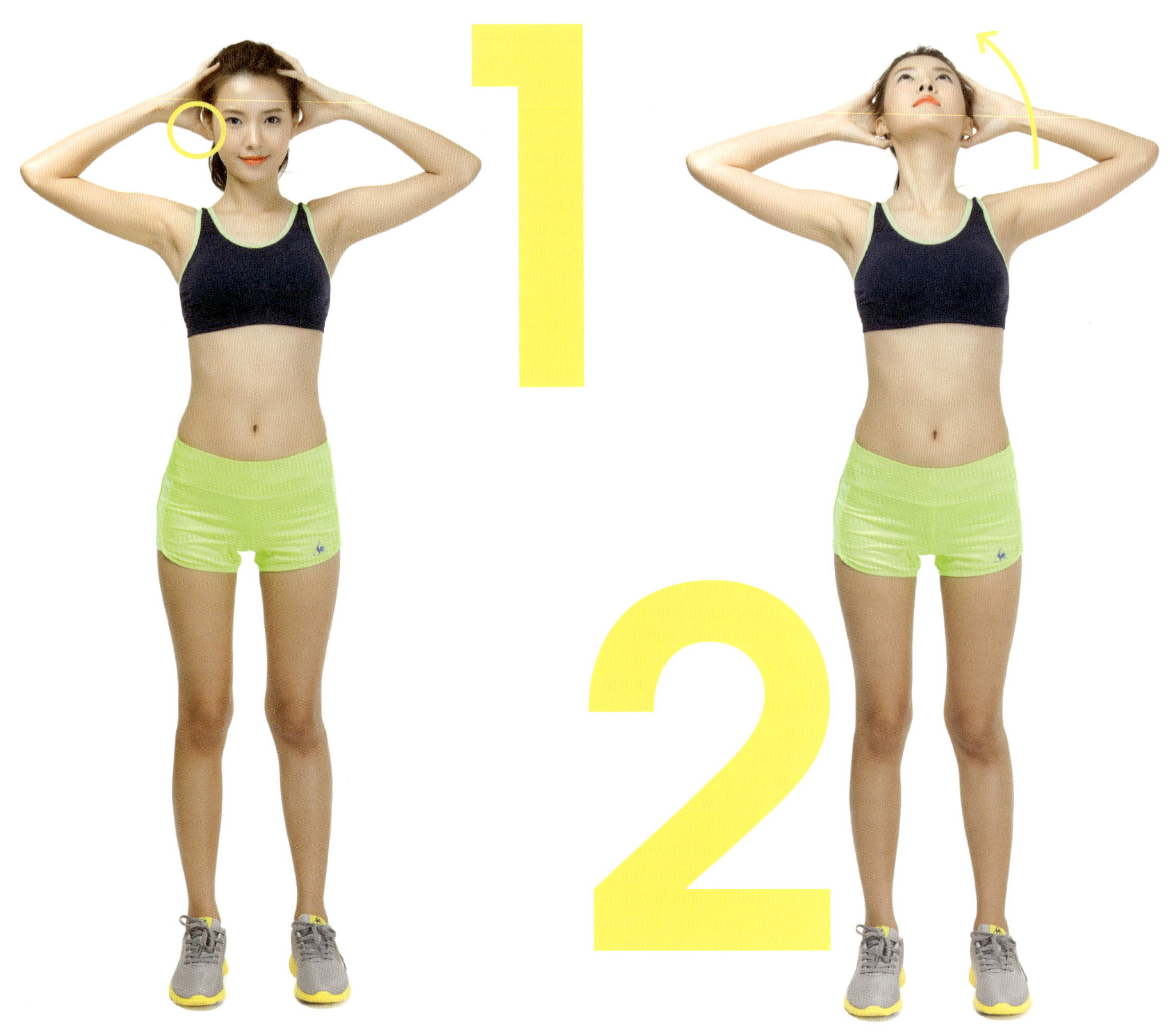

**1**
양쪽 손가락으로 머리를
전체적으로 감싸세요.
이때 양쪽 엄지손가락으로
귀밑 뼈(유황돌기)를 들어 올리듯이
잡으세요. 반드시 이 부분에 손가락이
닿아 있어야 해요.

**2**
손가락을 머리에 댄 상태에서
고개를 뒤로 젖히세요.
목이 죽~ 늘어나는 걸 느끼면서!

여자의 목선이 주는 섹시함을 아시나요? 가느다랗게 이어지는 뒷목선에 매력을 느끼는 남자들이 완전 많답니다! 목을 길~고 슬림하게 늘려주는 스트레칭 동작을 열심히 해주세요. 그러곤 자신있게 머리칼을 질끈 동여매 보자고요. 목 스트레칭은 목의 피로를 풀어주는 효과도 있어요. 목이 편안해지면 두통도 사라진답니다.

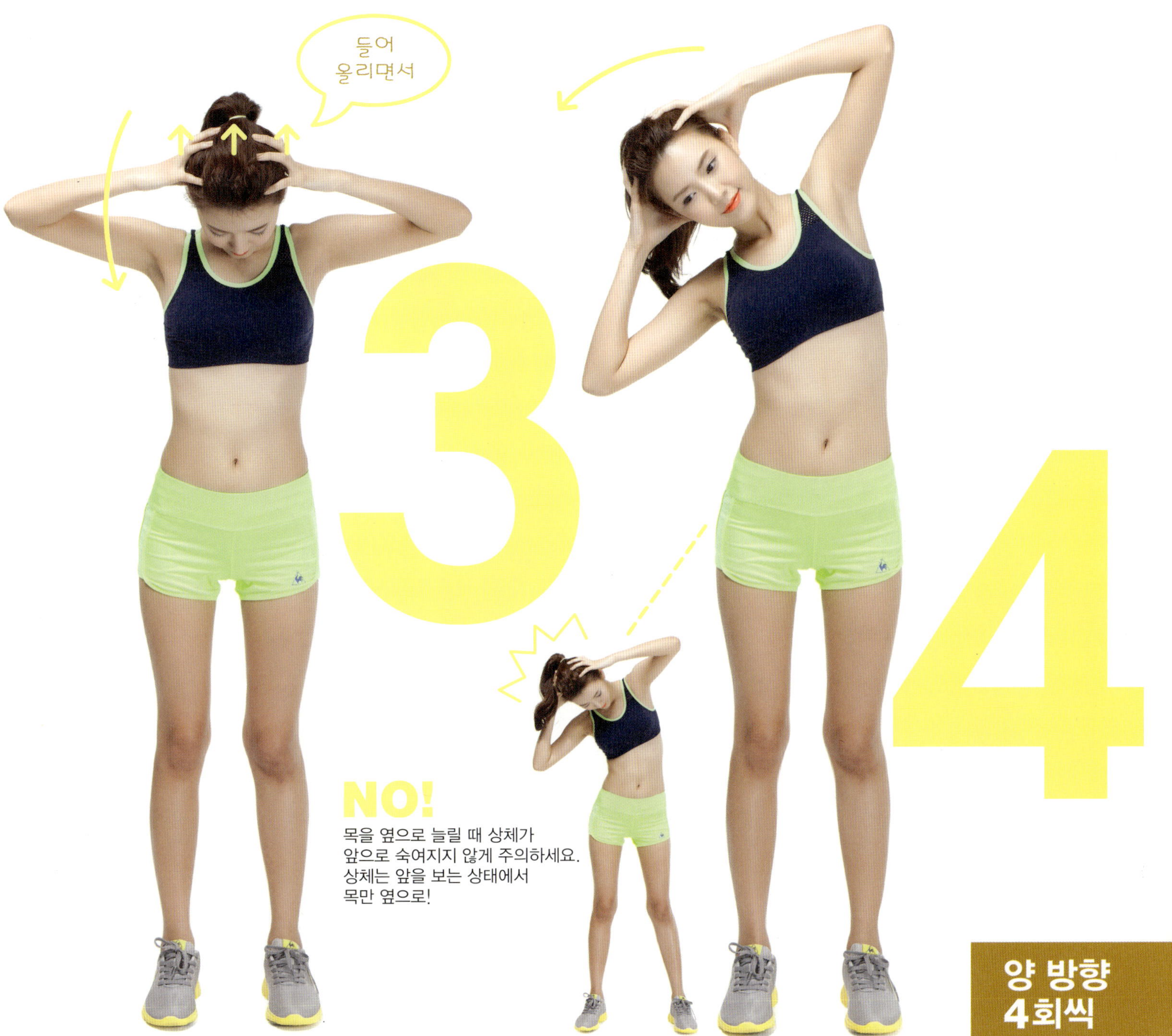


**3** 손가락을 머리에 댄 상태에서 고개를 앞으로 숙이세요.

손가락으로 머리를 뽑아내듯이 들어 올리면서 숙이세요. 그래야 뒤쪽 목선이 충분히 이완됩니다.

**4** 손가락을 한쪽으로 밀어 목을 옆으로 밀어주세요.

어깨는 많이 움직이지 말고 최대한 목만 옆으로 움직이세요. 반대쪽 방향으로도 실시하세요.

# 10 2nd Week DAY | 등이 예뻐지고 **디스크도 예방하는**
## 스탠딩 롤다운

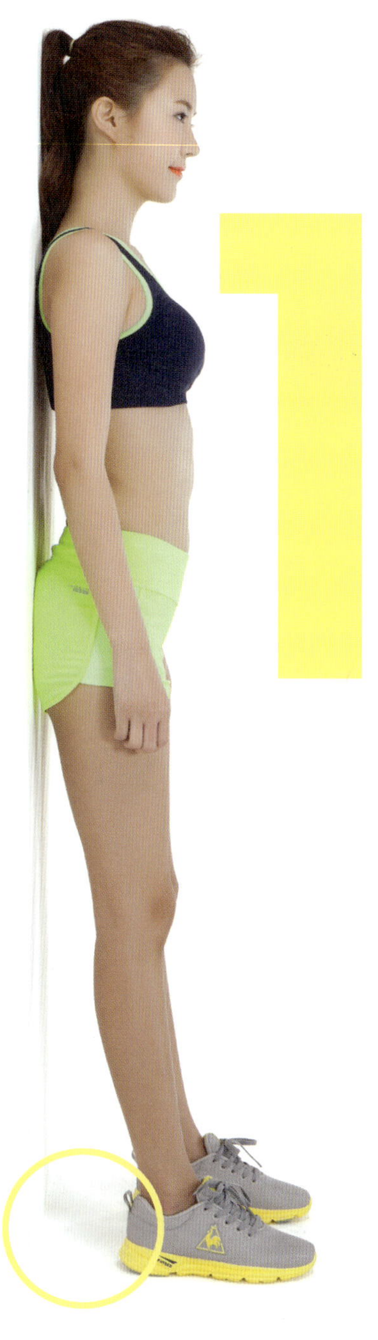

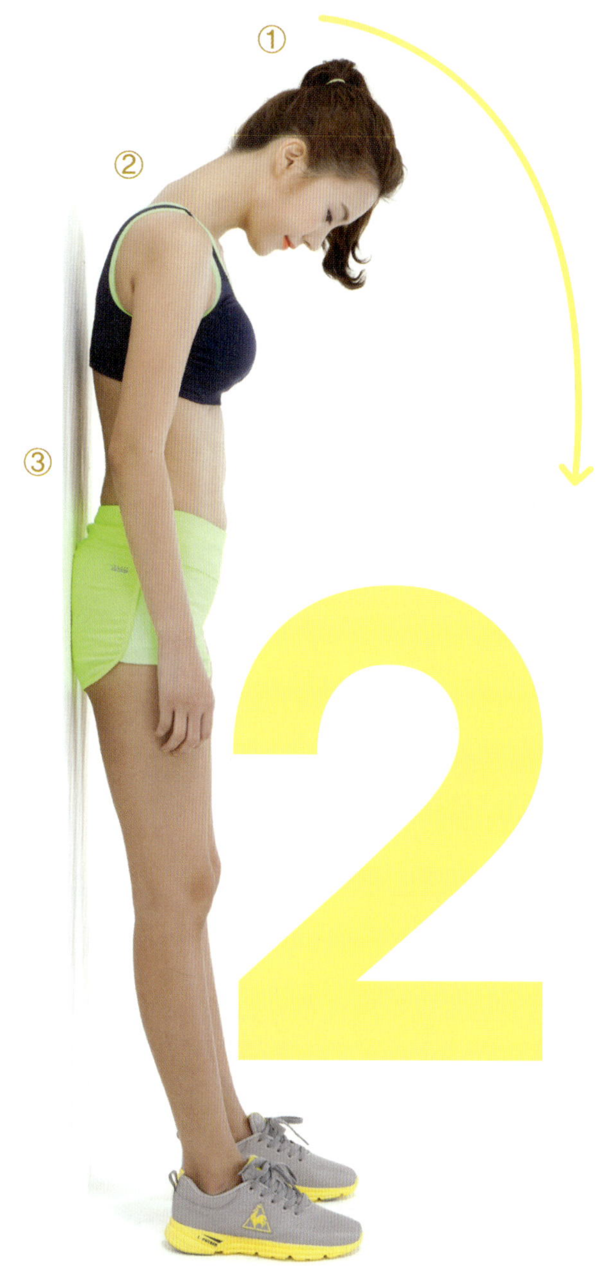

**1 벽에 몸을 기대고 서세요.**

이렇게 하면 엉덩이를 뒤로 뺄 수 없어요. 이 운동은 엉덩이를 뒤로 빼지 않는 게 중요하답니다. 이때 발 뒤꿈치는 엉덩이만큼 벽에서 떨어져 있어야 해요.

**2 머리부터 시작해서 상체를 천천히 숙이세요.**

머리, 목, 허리를 분리해서 차례차례 움직인다는 기분으로 서서히 상체를 숙이세요. 상체를 숙일 때 복부에 힘이 들어가는 걸 느끼면서 동작을 실시하세요. 복부가 움직이면서 뱃살이 빠지고 있어요!

상체를 머리부터 숙였다가 허리부터 펴는 운동이에요. 몸을 통으로 움직이는 게 아니라 척추를 하나하나 사용하여 관절을 분리해서 움직이는 게 포인트예요. 척추(Spine)를 바르게 잡아주는 데 아주 좋아요. 척추가 바로 서면 등에 골이 쏙~ 파이고 등 라인이 아주 예뻐진답니다. 디스크도 예방할 수 있어요. 복부 운동도 자연스럽게 됩니다.



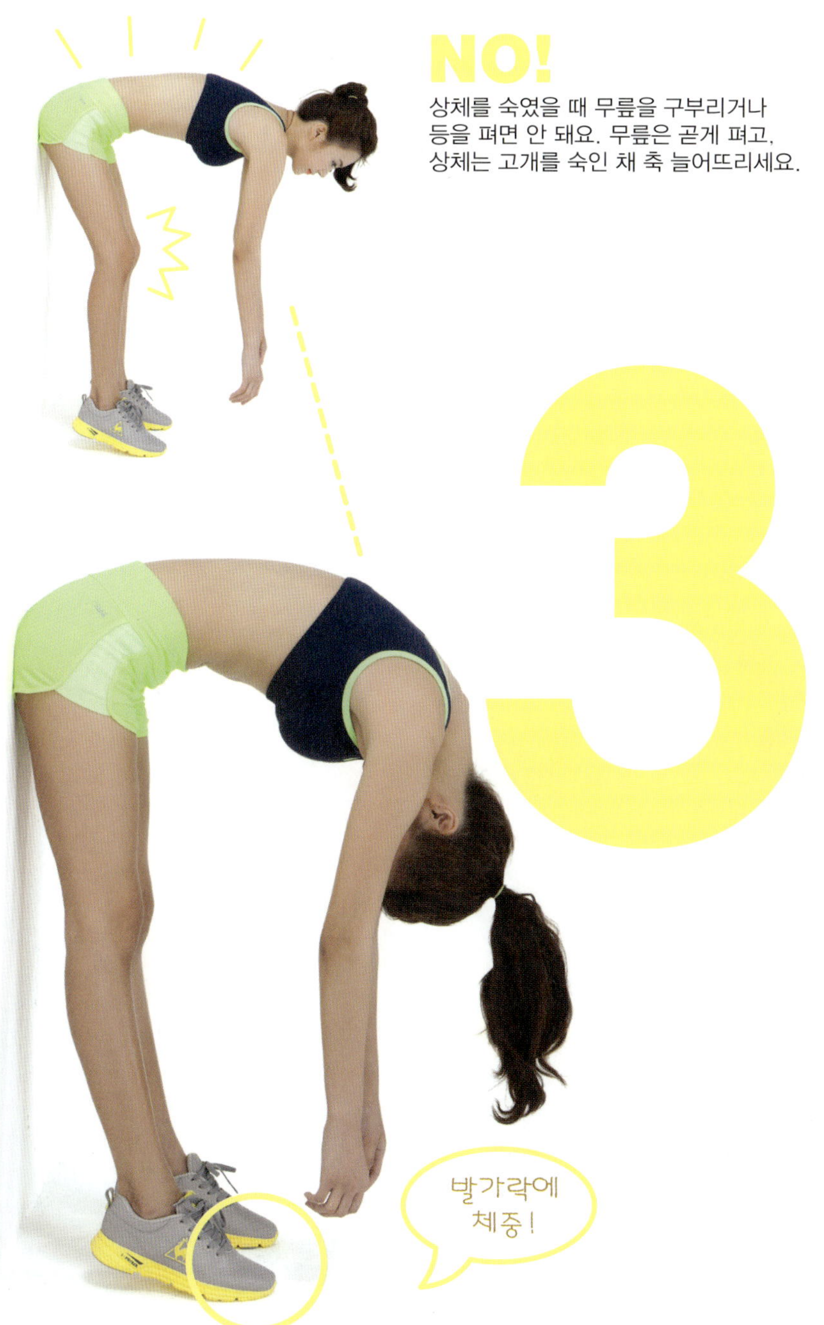


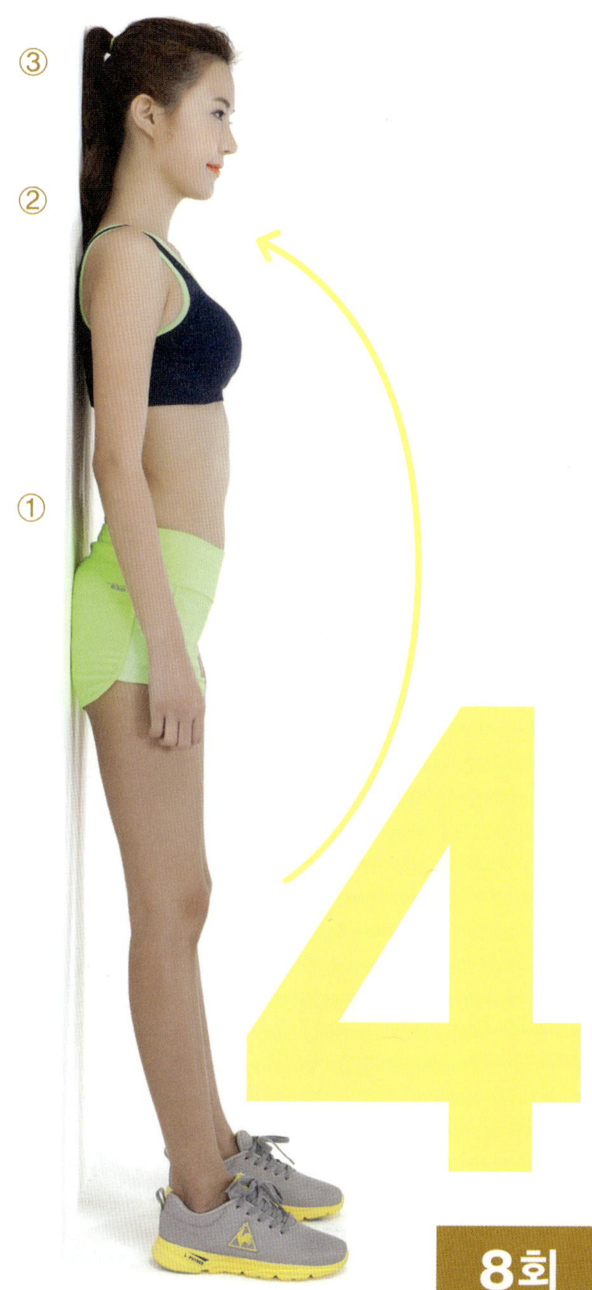


**3** **손이 바닥에 닿을 정도가 될 때까지
상체를 숙이세요.**

내 몸을 빨랫줄에 넌다는 느낌으로
몸을 축~ 숙이세요. 다리를 곧게 펴고
발가락에 체중을 실어 균형을 유지하세요.

**4** **허리부터 천천히 몸을 펴면서
제자리로 돌아오세요.**

머리가 가장 마지막에 펴져야 합니다.
2번과 반대 순서로 움직여야 해요.
익숙해지면 벽에 기대지 않고 해도
괜찮아요.

# S라인의 생명! 잘록한 허리 만들기
## 아이스 스케이팅

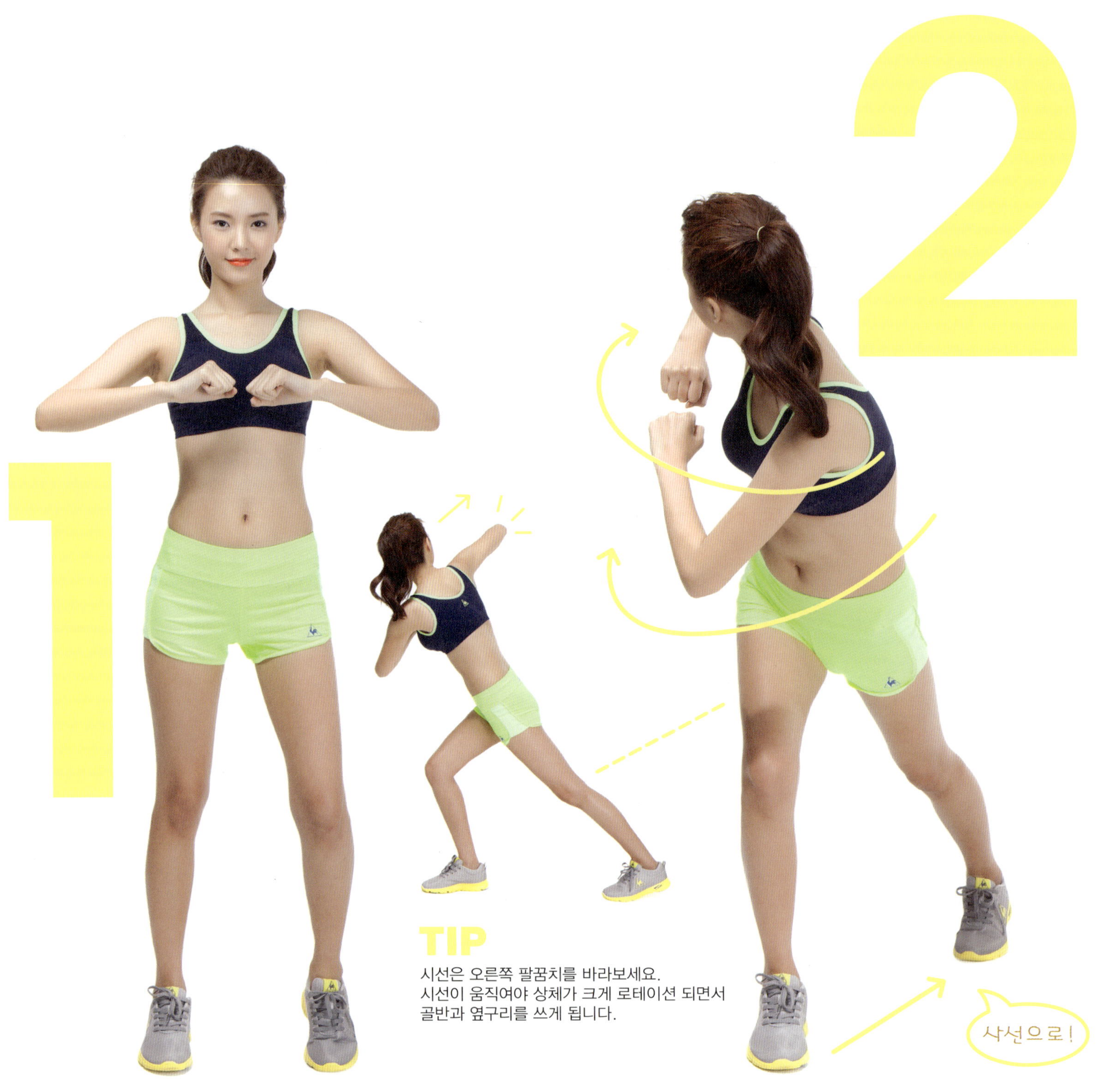



**1** 양발을 어깨너비로 벌리고 선 후
주먹을 가볍게 쥐고
팔꿈치를 양쪽 옆으로 드세요.

양팔이 가슴 앞쪽에 있도록
팔꿈치를 드세요.

**2** 한쪽 다리를 뒤로 사선으로
쭉 빼고 상체를 반대쪽으로
돌리세요.

옆구리가 돌아가면
골반도 따라 돌아갑니다.

새롭게 떠오르고 있는 프리폼(Freeform)이라는 운동을 해볼게요. 근육을 싸고 있는 근막을 이완해주고 신체 밸런스를 맞춰주는 데다 동작이 재미있어서 초보부터 전문가까지 남녀노소 누구에게나 인기예요. 본래는 바퀴가 달린 원반 모양의 기구(프리폼)를 이용하지만 오늘은 기구 없이 해볼게요. 스케이트 탄다는 기분으로 동작을 실시해 보세요.

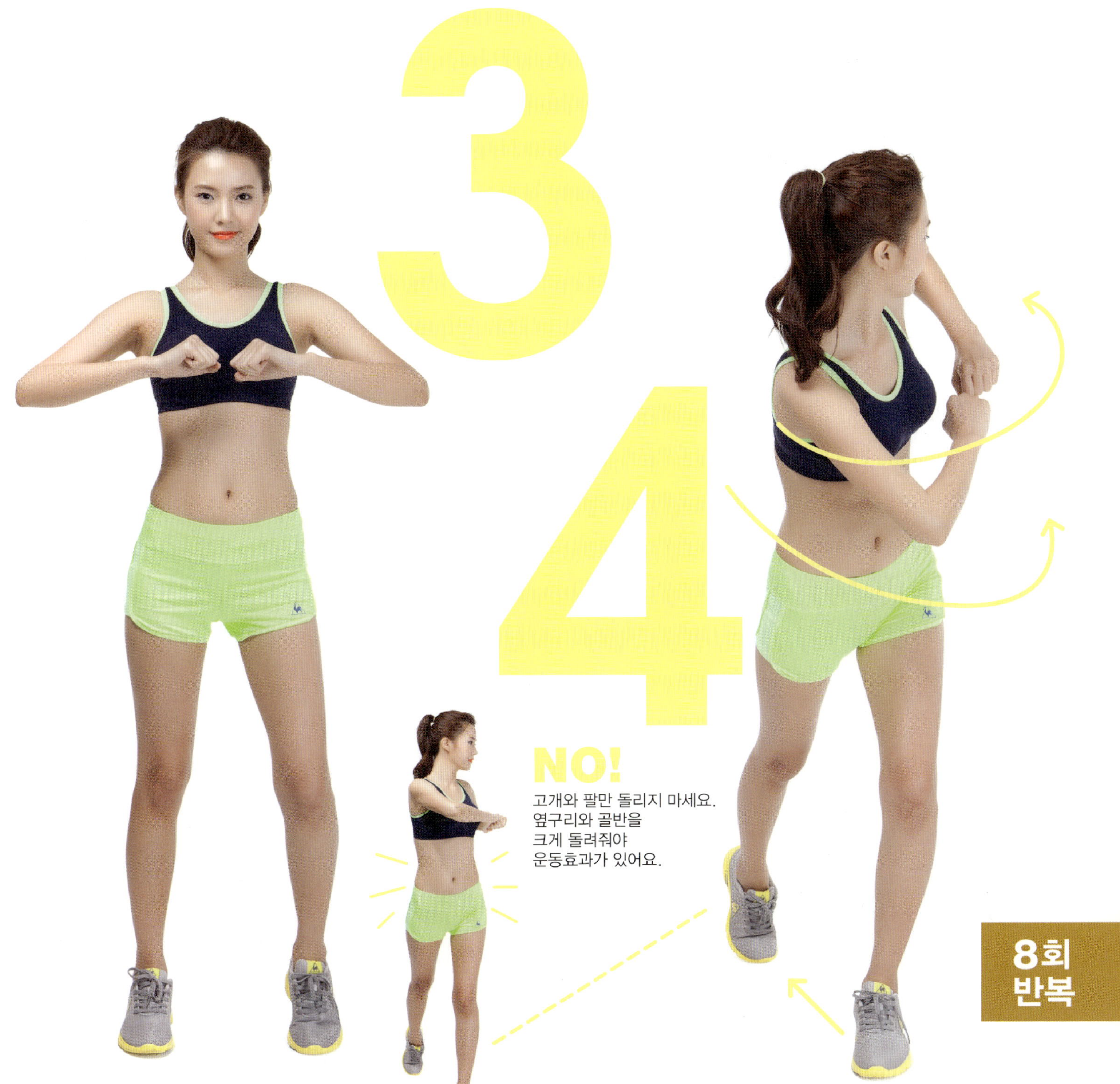


**3** 처음 동작으로 돌아오세요.

**4** 방향을 바꿔서 같은 동작을 실시하세요.

시선이 반드시 팔꿈치를 따라가야 해요. 시선이 움직이지 않고 몸만 움직이면 운동이 제대로 되지 않아요.

# 12

## 상체 라인을 길게 늘려주자
## 플리즈 롱롱

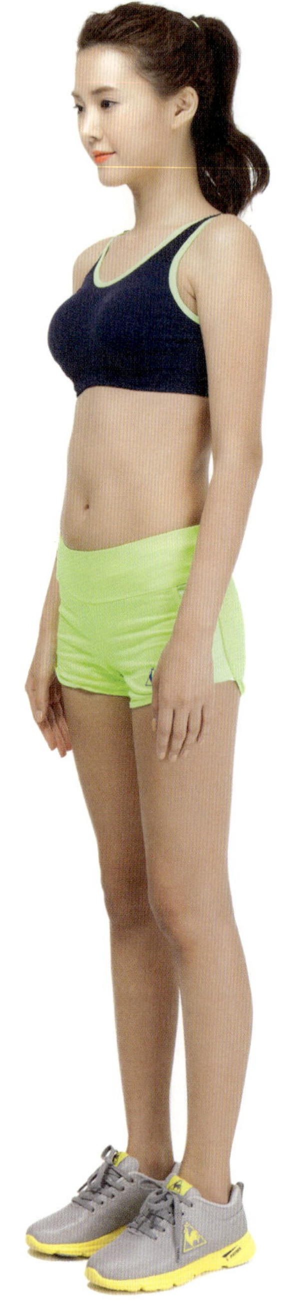

**1**

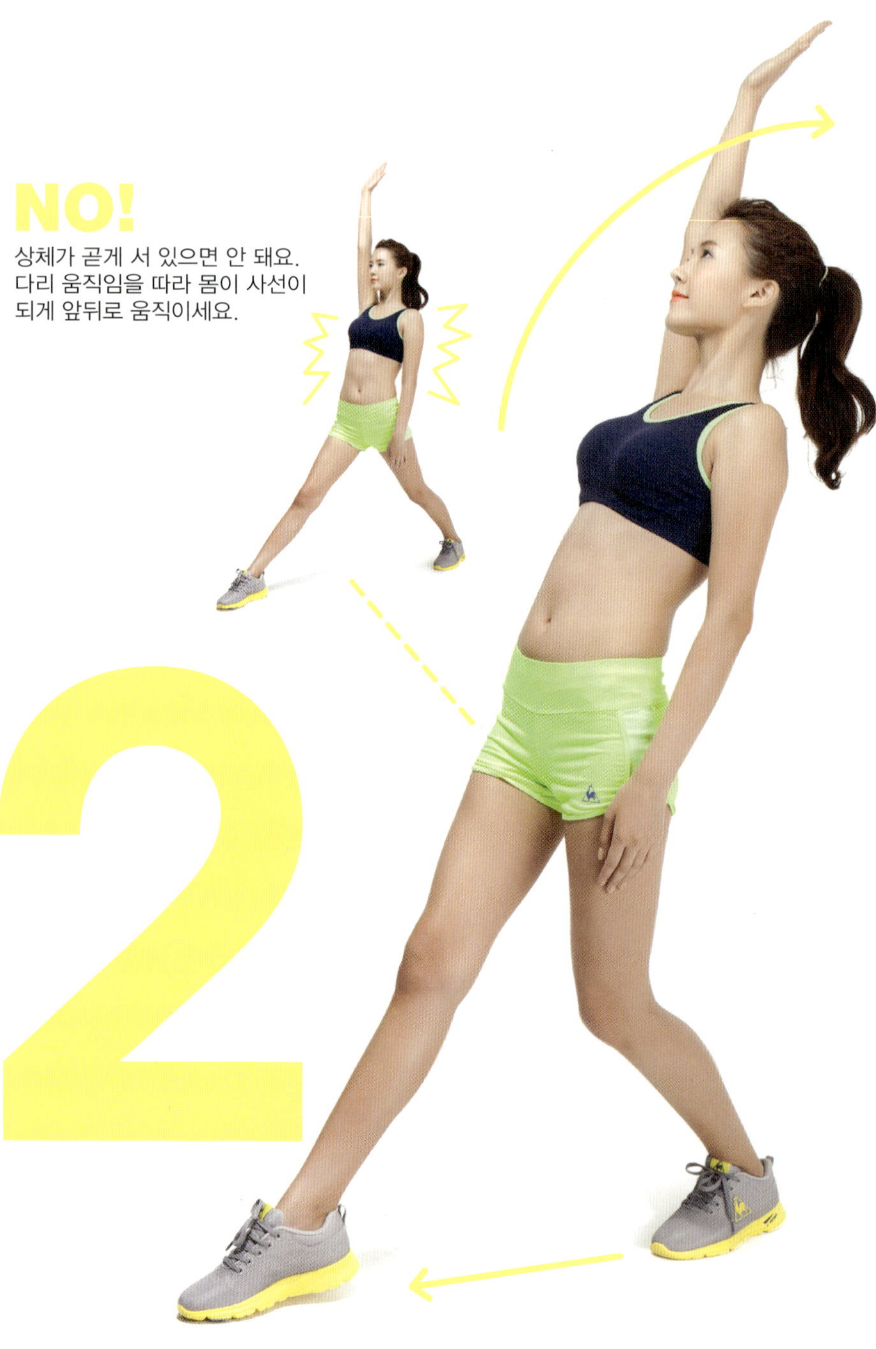



**1** 두 다리를 붙이고 바르게 서세요.

**2** 한쪽 발을 앞으로 쭉 내밀고
같은 쪽 팔을 위로 뻗은 후
상체를 뒤로 넘기세요.

골반은 다리 움직임을 자연스럽게
따라가세요. 전신이 쭈욱~늘려지는 걸
느끼면서 동작을 실시하세요.
다른 쪽 무릎은 자연스럽게 구부리세요!

상체 라인을 전체적으로 잡아주는 운동입니다. 다리를 앞뒤로 밀면서 상체를 따라 움직이는 동작인데, 상체 라인이 길게 쭉~ 늘어나는 걸 느낄 수 있답니다. 우리가 일상생활에서 근육을 쓰는 방향과 반대로 움직이기 때문에 뻣뻣하게 굳은 몸이 부드럽게 이완되면서 피로를 풀어줘요.



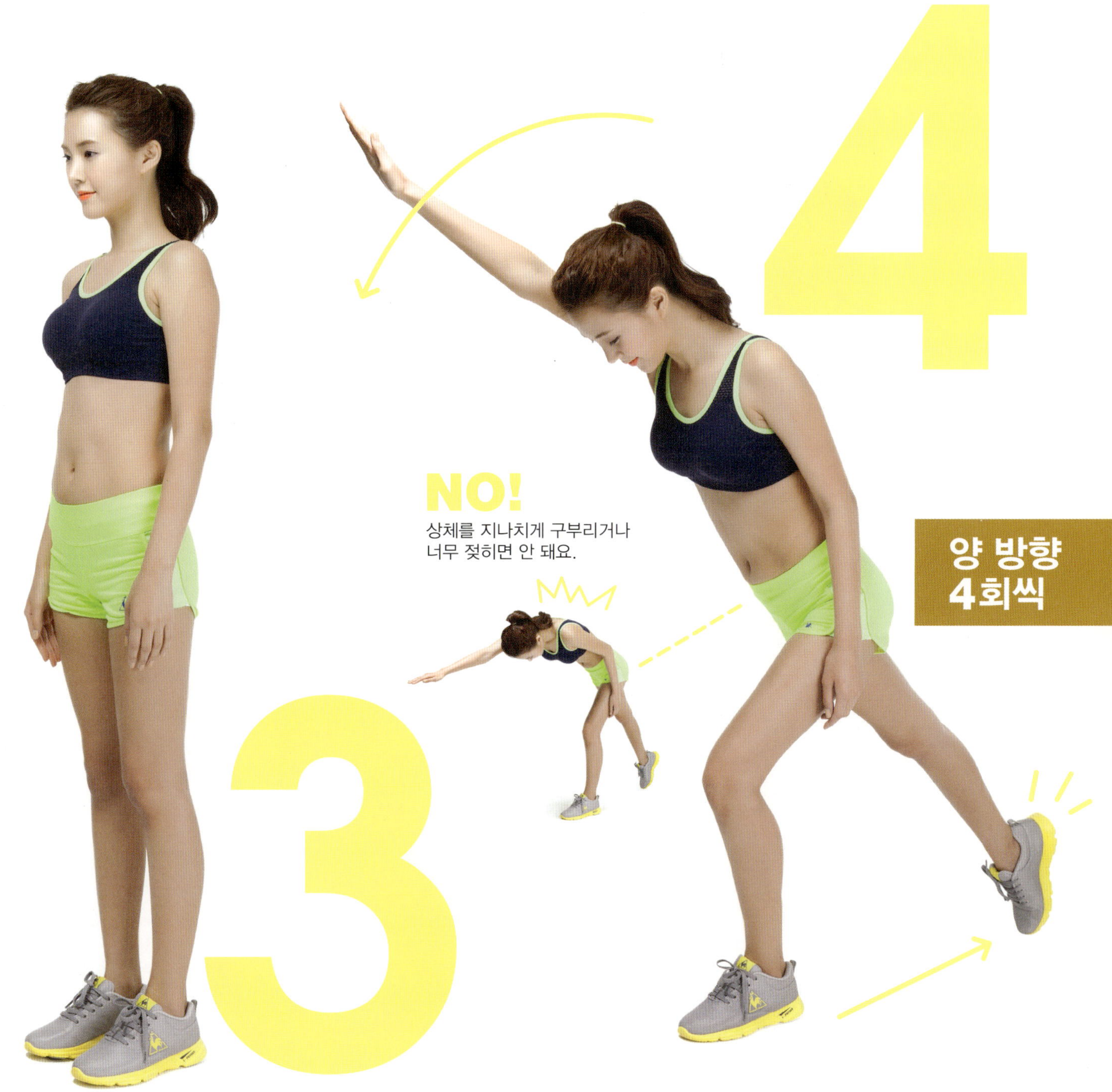


**3** | **처음 자세로 돌아오세요.**

**4** | **한쪽 발을 뒤로 쭉 밀고
같은 쪽 팔을 위로 뻗은 후
상체를 앞으로 굽히세요.**

골반만 밀지 말고 다리를 쭉 뒤로 민다는 기분으로! 엉덩이가 뒤로 빠지지 않게 힙에 힘을 주세요. 뒤로 뺀 발의 뒤꿈치는 들고 반대쪽 무릎은 자연스럽게 구부리세요.

## 쇄골미인으로 다시 태어나자
## 나홀로 밀당

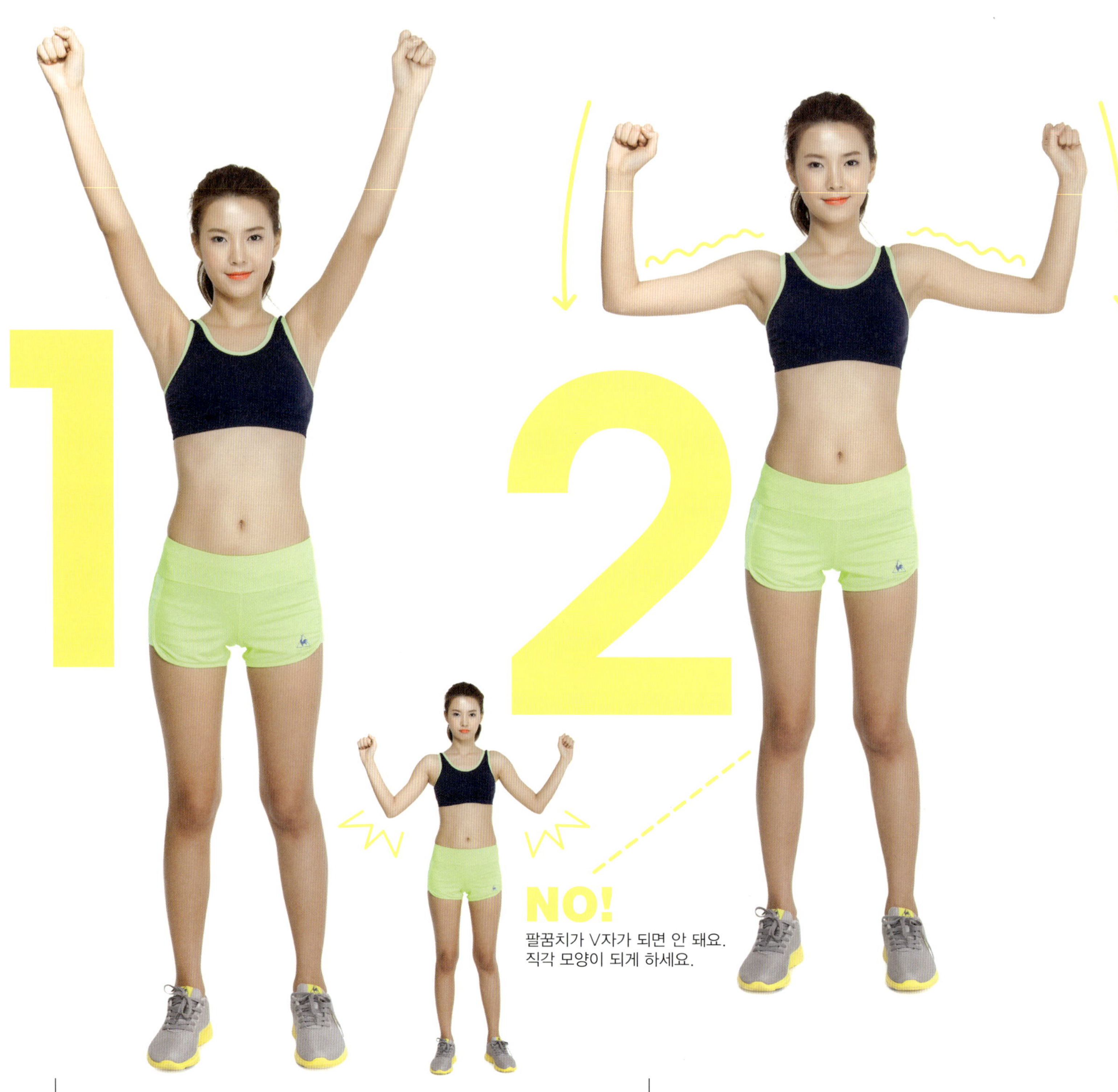


**1** 벌서듯이 두 팔을 위로 올리고 서세요.

**2** 팔꿈치를 아랫쪽으로 내리면서 구부리세요.
양쪽에서 팔을 누가 잡아당긴다는 느낌으로 팔에 힘을 주세요.

오늘은 견갑골 안정 운동을 해볼게요. 견갑골, 즉 어깨뼈를 그대로 고정시키고 팔을 당기듯이 힘을 줘서 구부리는 것이 포인트인데요. 이 운동을 하면 어깨가 일자로 정렬이 되고 동시에 쇄골도 안정적으로 모양이 잡혀서 상체가 무척 예뻐진답니다. 팔을 구부리는 동작을 통해 팔(위쪽 이두박근)과 옆구리(전거근)도 운동을 해서 매끈하게 라인이 잡히지요.

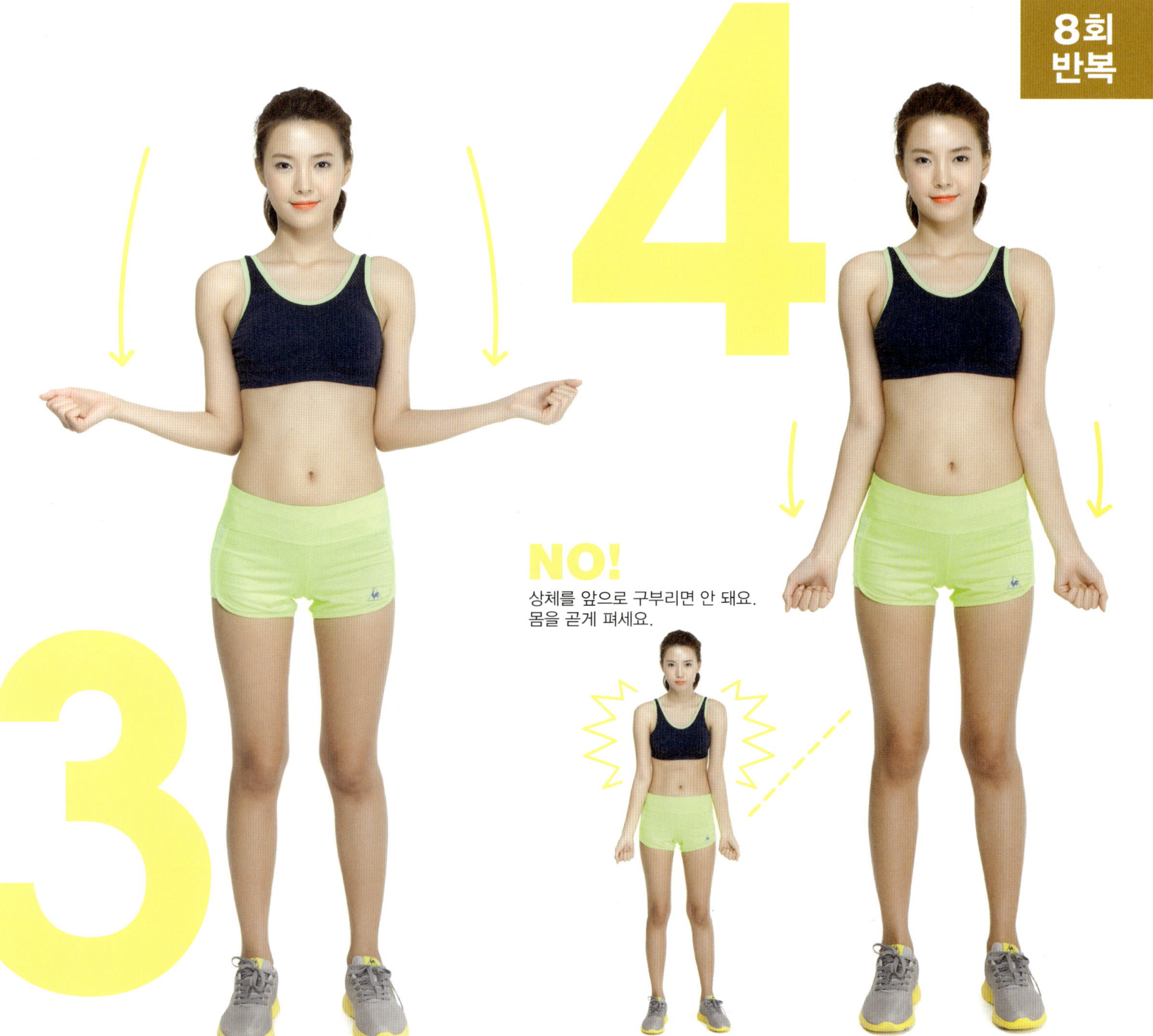


**3** 팔을 허리 높이로 내리세요.

**4** 팔 위쪽 부위를 몸통에 붙이고 팔을 잡아당기듯이 해서 손을 내리세요.
손가락이 앞쪽을 바라보게 하세요.
1번으로 돌아간 후 동작을 반복하세요.

# 하이힐에 시달린 발을 위해
## 발가락 잼잼

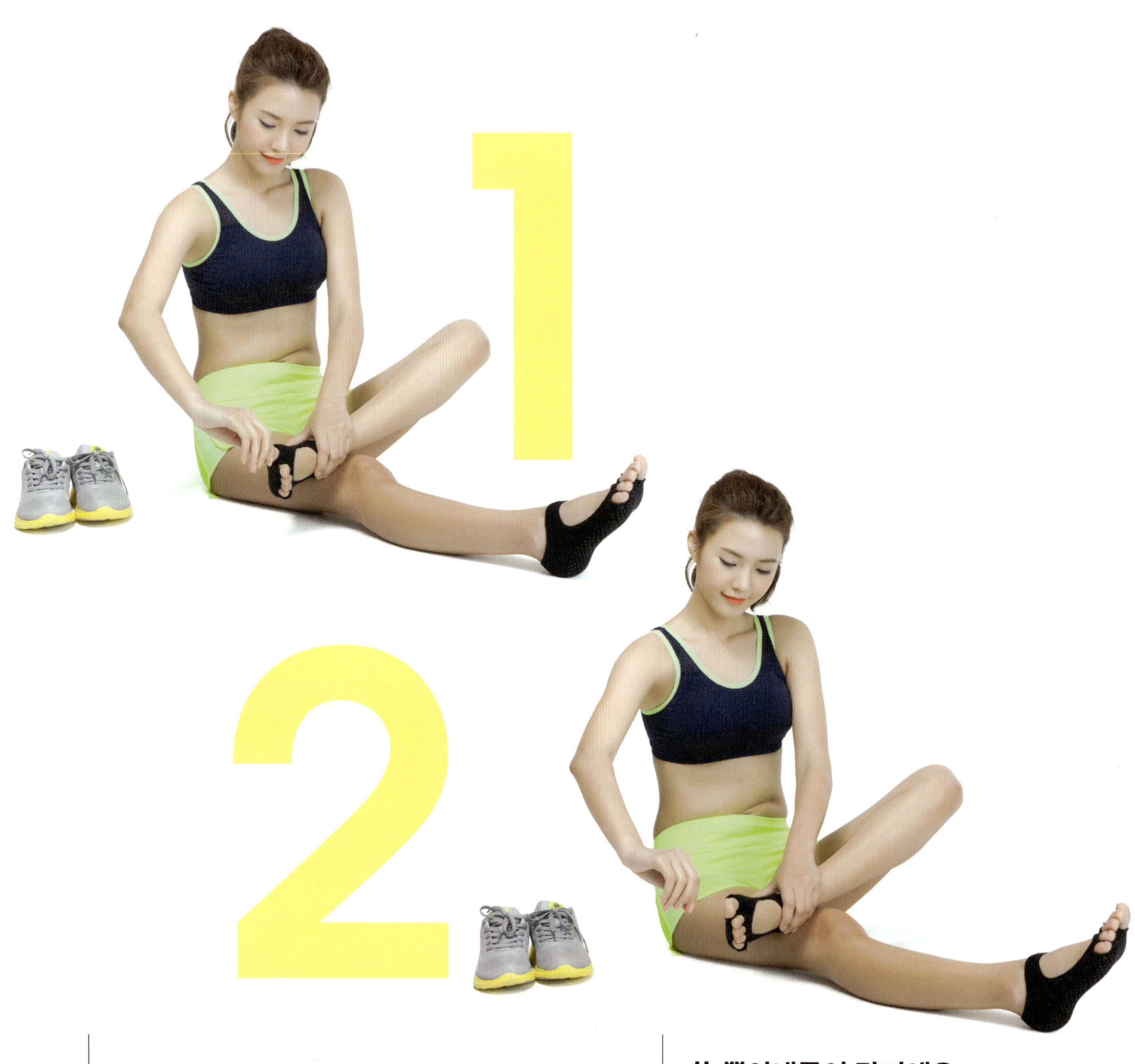

**1**  손가락으로 엄지발가락을 잡으세요.

**2**  쑥 뽑아내듯이 당기세요.
엄지발가락부터 새끼발가락까지 하나하나 돌아가면서 실시하세요. 발가락의 피로를 풀어주는 마사지입니다.

이번 주도 발가락 운동으로 마무리해볼까요? 발의 기능이 향상되면 자연스럽게 상체의 기능도 향상된답니다. 현대인들은 주로 발바닥만 움직여 걷기 때문에 발가락의 기능이 많이 퇴화되어 있어요. 특히 여성들은 힐 때문에 발가락이 많이 굽어 있죠. 발가락으로 타월을 잡는 연습을 통해 발가락 자체의 힘을 키우고 뭉쳐 있는 피로를 풀어주세요.

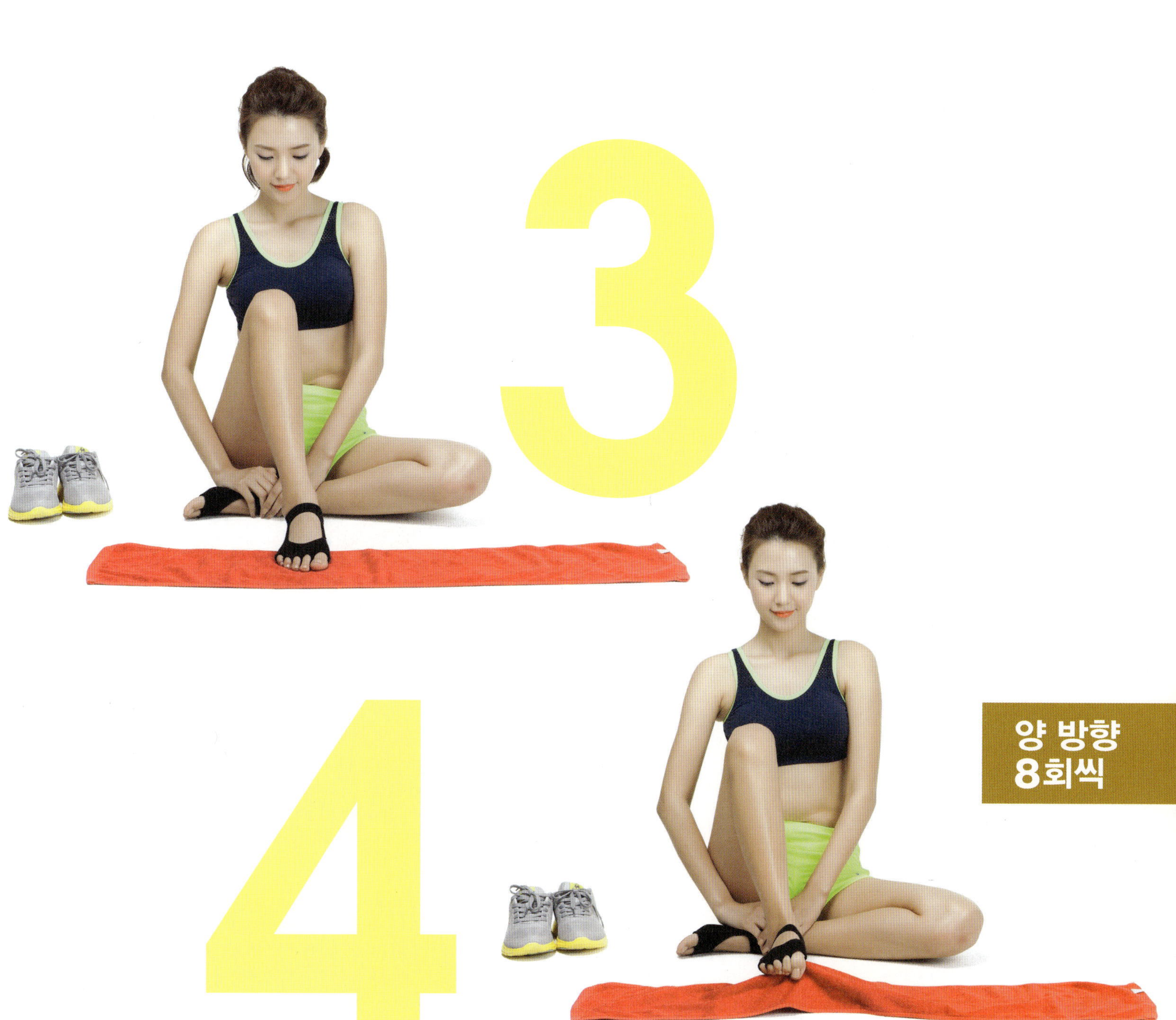


**3** 바닥에 수건을 깔고
그 위에 한쪽 발을 올리세요.

**4** 발가락으로 타월을 꼭 잡고
5초 버틴 후 펴세요.

엄지와 두 번째 발가락만 이용해서 타월을 잡지 말고 모든 발가락을 다 이용해서 타월을 잡아 올려야 해요. 손가락으로 타월을 잡듯이 발가락으로 타월을 잡으세요.

# Q&A 난 아직 운동을 몰라

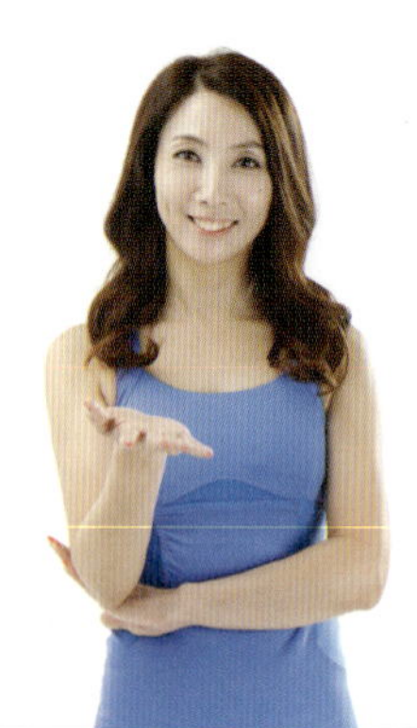

# 안 하던
# 운동 하려니
# 고생이 많죠?

## | 횟수가 4~8회 제시돼 있는데 저는 2~3회도 힘이 들어요.

운동을 통해 근육이 움직이면 힘이 드는 건 자연스러운 거예요. 단, 자기 몸에 맞게 스스로 조절하면서 하는 게 중요해요. 4~8회가 제시돼 있다고 해도 다 채우기엔 체력이 부족하다 싶으면 5~6회 정도만 하세요. 그리고 1회씩이라도 조금씩 늘려 가세요. 힘든 게 아니라 '통증'이 느껴진다면 몸에 뭔가 무리가 가고 있다는 것이니 당장 스톱!

## | 하루 운동시간은 얼마 정도가 적당한가요?

적절한 운동시간은 사람마다 달라서 딱 정해 놓고 말하긴 힘들어요. 일반적으로 1시간~1시간 30분을 권하는 경우가 많은데, 꼭 그렇게 정해 놓을 필요는 없어요. 동작만 정확히 제대로 한다면 10~15분 정도로도 충분합니다. 저는 몸매 관리가 중요한 연예인들에게도 하루 25~30분 이상을 권하지 않아요. 운동시간이 길어지면 집중력이 떨어져서 그리 효율적이지도 않고요. 운동을 처음 시작하는 분들이라면 처음 1~2주 정도는 운동 적응기간이라고 생각하고 1분에서 시작해서 매일 1분씩 시간을 늘려가는 것만으로도 충분답니다. 집에서 혼자 운동을 하면 집중력에 한계가 있으니 최대 30분을 넘지 않는 게 좋고요. 그리고 무엇보다, 1분이라도 일단 시작하는 게 중요해요!

## | 운동을 꼭 매일 해야 하나요?

베스트는 매일 하는 것! 단, 매일 최고치로 하는 게 아니라 적절히 강도를 조절해 주는 게 좋아요. 일주일에 2~3회쯤은 강도 높게, 2~3회쯤은 약하게, 한 주의 마지막 날에는 마사지 등으로 몸을 풀어주세요. 날마다 강도 높은 운동을 하는 건 몸에 무리가 갈 수 있으니 좋지 않아요. 강한 근육 운동을 많이 하면 몸에 젖산이 쌓여서 다음날 심한 피로를 느낄 수 있어요.

## | 운동이 하기 싫은 날은 어떡하죠?

하지 마세요! 운동이 하기 싫거나 컨디션이 좋지 않은 날은 억지로 할 필요 없어요. "해야 하는데… 해야 하는데…" 하면서 시험 전날 마냥 스트레스 받지 말고 그냥 화끈하게 쉬세요. 대신 다음 날 컨디션이 회복되면 다시 열심히 운동하기! 운동은 최대한 스트레스 받지 않는 방법으로 해야 효과가 있어요. 스트레스가 심리적으로 폭식을 유발하는 것은 물론이고 실제로 스트레스 호르몬이 지방 분해를 방해한답니다.

## | 생리날도 운동해야 하나요?

Yes! 한국 사람들은 유독 생리에 예민한 것 같아요. 그냥 평소대로 똑같이 운동하면 돼요. 운동을 하면 혈액순환이 원활해지기 때문에 생리할 땐 운동을 해주는 게 몸에 더 좋아요. 단, 컨디션이 안 좋은 날 무리하면 안 되듯이 생리통이 너무 심하다면 하루 쉬거나 운동 강도를 가볍게 하세요. 생리통이 있을 땐 아랫배 마사지를 해주거나 배를 따뜻하게 해주면 통증이 줄어들어요. 골반 운동을 해주는 것도 도움이 된답니다.

## | 피곤한 날도 운동해야 하나요?

피곤할수록 운동해야 해요. 운동을 하면 오히려 피로가 풀린답니다. 배우 신민아 씨가 자주 하는 말 중에 하나가 "운동하러 올 땐 피곤한데 하고 나면 덜 피로해요!"예요. 하기 전엔 망설여지겠지만 일단 운동을 하고 나면 훨씬 몸이 개운해진 걸 느낄 수 있을 거예요.
그리고 평소에 피로를 많이 느낀다면 더더욱 열심히 운동하세요. 피로를 느끼는 건 근지구력이 떨어지기 때문이에요. 운동으로 근력을 발달시키면 자연히 근지구력이 향상되니까 예전보다 훨씬 피로를 덜 느끼게 되지요. 피로해지더라도 빨리 회복되고요.

## | 운동은 하루 중 언제 하는 게 가장 좋나요?

아무 때나 상관없어요. 자기 몸에 맞는 시간을 찾으면 돼요. 아침 운동이 몸에 잘 맞는 사람은 아침에 운동을 하면 잠이 깨고 몸이 상쾌해짐을 느낀답니다. 하지만 아침 운동이 맞지 않는 사람은 아침에 운동하고 나면 몸이 노곤해지면서 오후 내내 꾸벅꾸벅 졸기 마련이에요. 이런 분들은 저녁에 운동을 하는 게 좋죠. 내 몸에 맞게 나의 규칙을 정하면 됩니다. 중요한 것은 아침이든 저녁이든 규칙적으로 하는 것!

## | 운동하고 나면 몸이 너무 뻐근해서 힘들어요.

그 뻐근함을 즐기세요. 안 쓰던 근육을 움직여 줬으니 몸이 반응을 하는 건 당연해요. "아, 운동을 했더니 내 몸이 반응을 하는구나! 이제 곧 변화가 올 거라고 몸이 답을 주는구나~" 하면서 즐거워하세요.
오히려 뻐근함이 없으면 서운해 해야 해요. "앗, 오늘은 운동을 제대로 안 했나보다!" 하고요. 일을 했으면 결과가 있어야 억울하지 않죠.
운동 횟수가 늘어간다고 해서 뻐근함이 사라지는 건 아니에요. 다만 회복되는 시간이 빨라지죠. 뻐근함을 즐기는 일, 생각보다 쾌감이 있답니다.

## | 어느 정도가 운동이 제대로 된 상태인지 모르겠어요.

운동은 너무 가볍게 하면 효과가 없고 너무 과하게 하면 오히려 몸을 망치게 되죠. 운동을 하면서 힘들다고 느껴질 때, 그래서 그만하고 싶은 마음이 스멀스멀 올라올 때! 그때부터 딱 5분만 더 하세요. 힘이 들기 시작하는 순간부터 칼로리가 타면서 제대로 운동이 되는 것이랍니다. 힘들기 시작한 지점부터 5분 더 했다면, 결국 그날의 실질적인 운동 시간은 5분인 셈인 거죠.
너무 지치지는 않게, 약간 힘들다는 생각이 들 정도로 운동을 하는 게 제일 좋아요. 그러니까 운동에 익숙해져 가면 그만큼 강도를 높여서 몸이 약간 지치는 상태를 만들어줘야 해요. 백만 번 해본 동작이라고 해도, 하고 나면 근육이 뻐근한 게 느껴져야 합니다. 운동을 꾸준히 하다 보면 스스로 감을 깨우쳐 조절할 수 있게 돼요.

## | 살이 빠지니 가슴이 작아졌어요.
## 가슴은 유지하고 다른 부위만 살 빼는 방법 없나요?

운동을 통해 상체의 지방이 줄면 당연히 가슴의 지방도 줄어들어요. 가슴 사이즈가 다소 작아지는 건 어쩔 수 없는 일이에요. 대신 허리를 잘록하게 만들면 가슴이 작아도 볼륨감 있어 보이죠. 굽어 있던 등을 펴주면 자연스럽게 반대편 부위인 가슴이 앞으로 나오고요. 그리고 너무 걱정하지 마세요. 사이즈는 상대적으로 줄어들긴 하지만 근육이 탄력 있게 실루엣을 잡아주기 때문에 모양은 더 예뻐진답니다. 크기만 하고 축 처진 가슴보다는 훨씬 더 섹시하죠. 그래도 사이즈가 아쉽다면? 뽕으로 해결하는 걸로!

# 3rd WEEK 15 - 21 DAY

## 30일 운동 3주차 상체편

누구나 힘들어 하는 3주차! 슬슬 지루함이 밀려오겠지만 여기서 조금만 더 견디면 느낌이 확 오는 4주차를 맞이할 수 있습니다. 몸의 중심축을 단련시키는 코어 운동과 섹시한 뒤태를 만드는 등 운동으로 남다른 실루엣을 완성해 봅시다.

# 흐물흐물 처진 피부를 탄력 있게
## 데드 벅

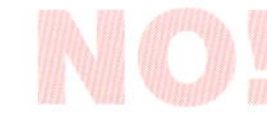


허리가 바닥에 붙지 않게 하세요.
등을 곧게 펴면 자연스럽게
허리가 바닥에서 떨어진답니다.

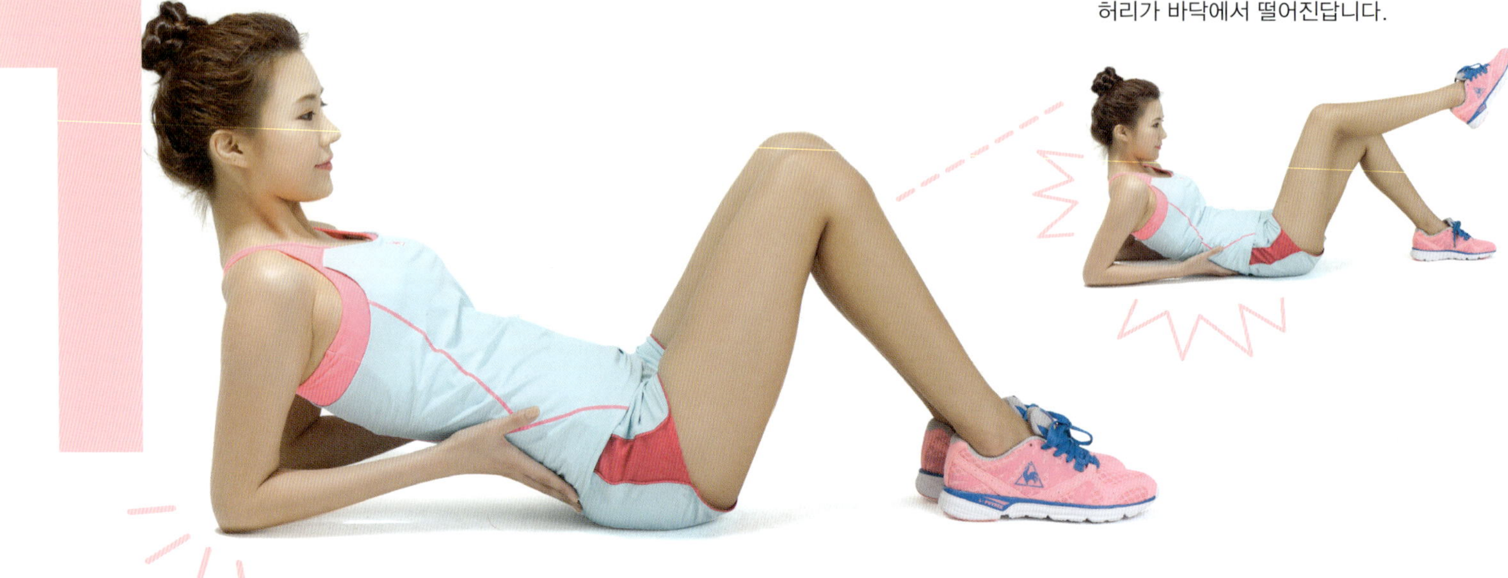

**1**

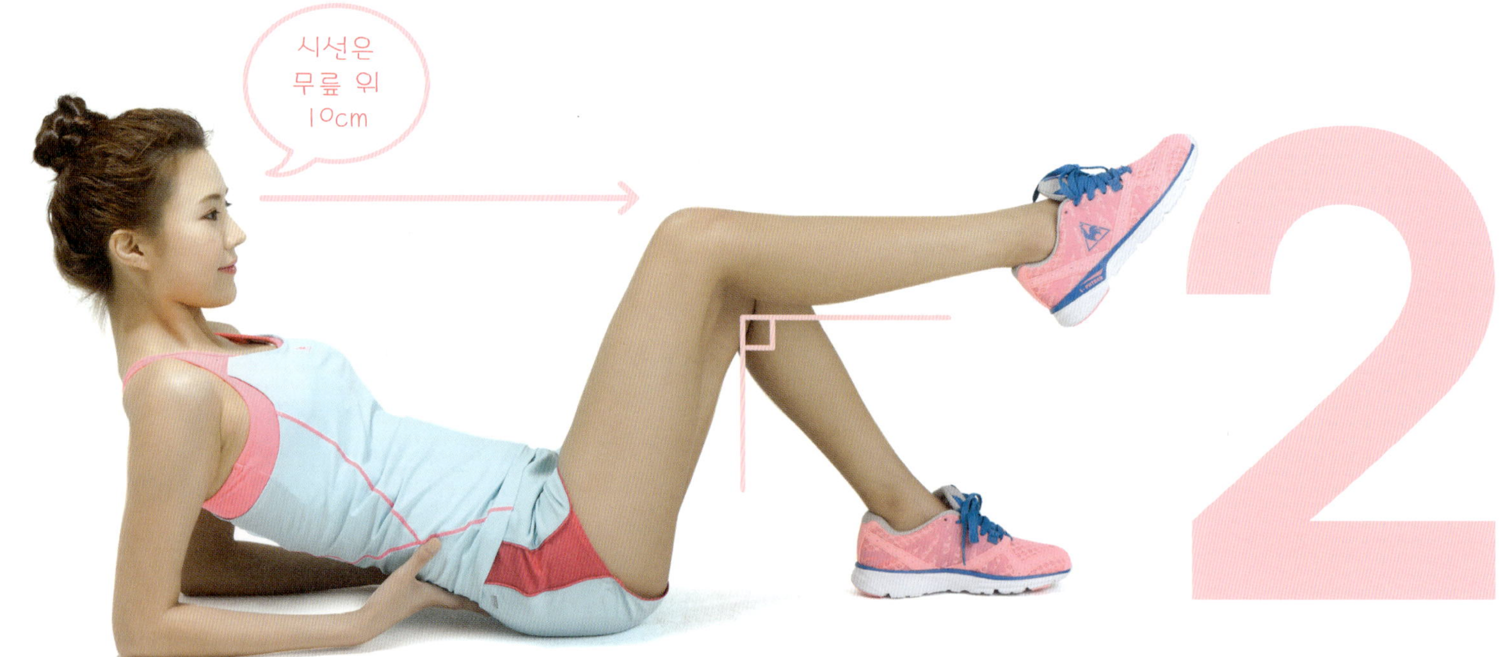


**2**

**1** 팔꿈치를 바닥에 댄 후 손으로
허리를 받치고 앉아
무릎을 구부리세요.

팔꿈치로 바닥을 밀 듯이 힘을 주세요.
버티는 과정을 통해 칼로리가 연소돼
팔뚝살이 빠진답니다.

**2** 한 다리를 들어 올리고
무릎을 90도로 구부리세요.

시선은 무릎 위 10cm 지점을 바라보세요.
시선이 더 올라가거나 내려가면
목에 부담이 가서 통증이 와요.

어느새 운동 3주차에 접어들었어요. 조금씩 강도를 높여 볼까요? 팔, 복부, 등에 근력을 키워주는 운동입니다. '데드 벅(Dead Bug)'이라는 동작으로 마치 뒤집힌 벌레를 연상하게 하죠. 지방이 연소되고 그 자리에 세밀한 근육이 생기면서 피부를 짝 잡아주기 때문에 라인이 다듬어지는 것은 물론이고 흐물흐물 처져 있던 피부에 탄력이 생긴답니다.



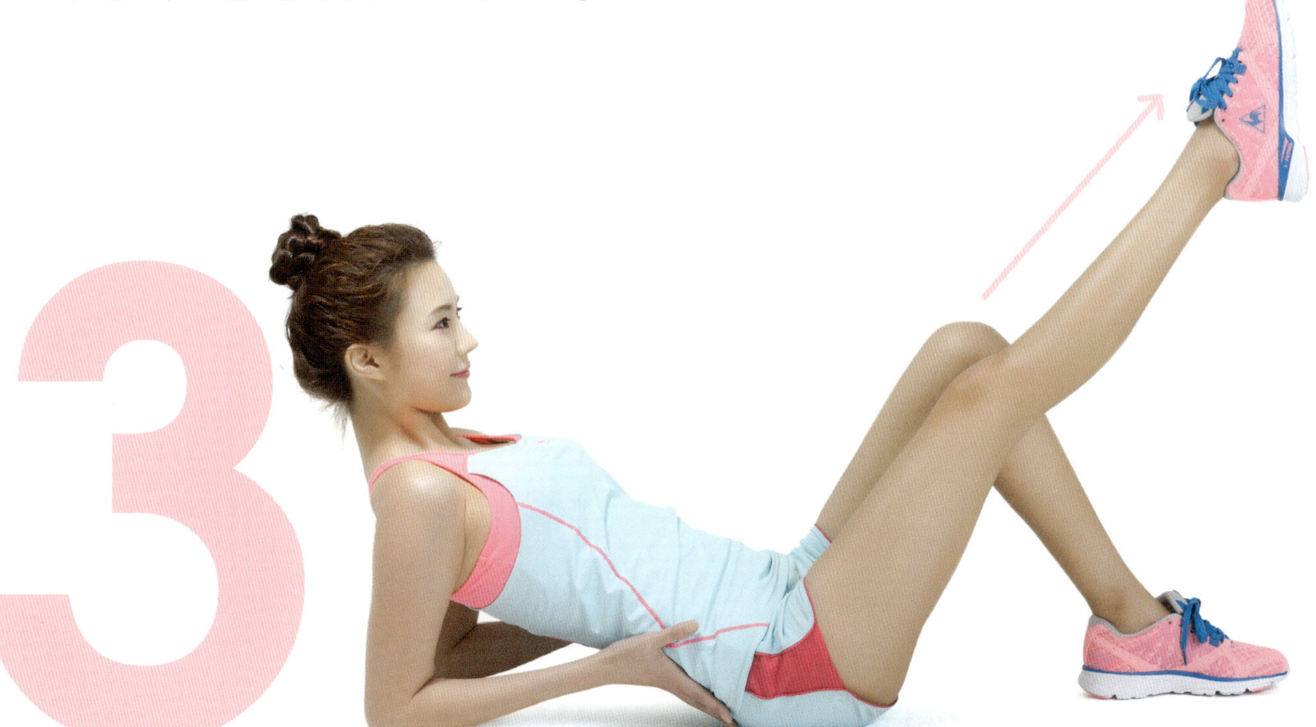

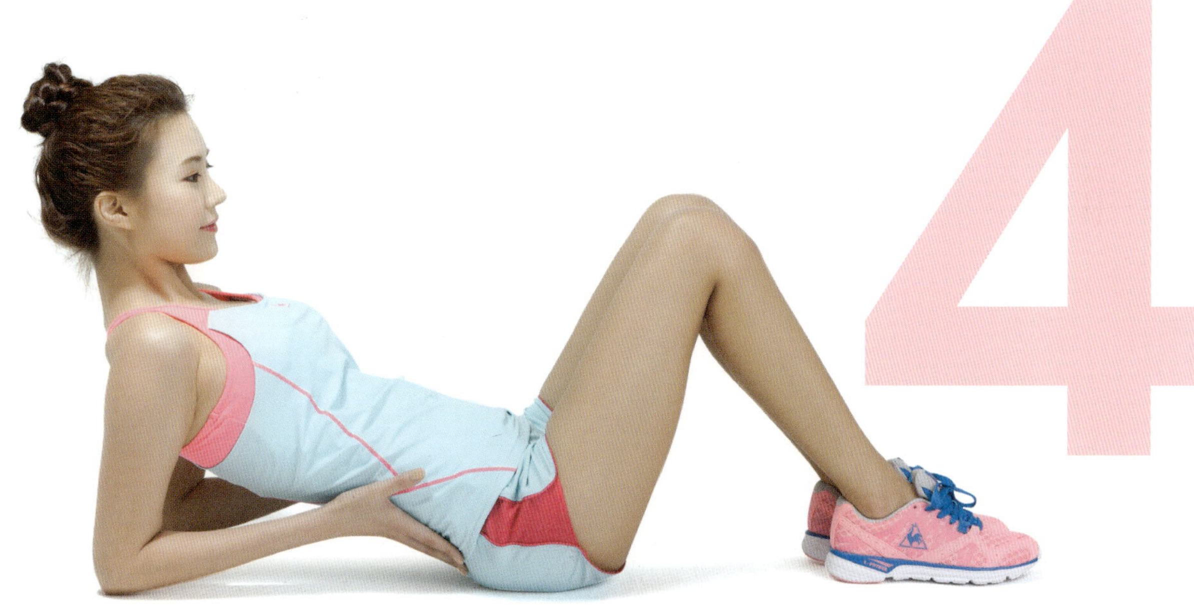



**3** 발등이 몸쪽을 바라보게 다리를 쭉 펴세요.
다리가 올라갈 때 어깨가 들리지 않게 주의하세요. 팔꿈치에 힘을 줘서 어깨는 움직이지 않게 하세요.

**4** 다리를 천천히 내리세요.
반대쪽 다리도 같은 동작을 실시하세요. 등은 바르게 편 상태로 다리를 움직여 주세요.

## 납작한 배, 잘록한 허리를 **동시에**
### 아임 엑스걸

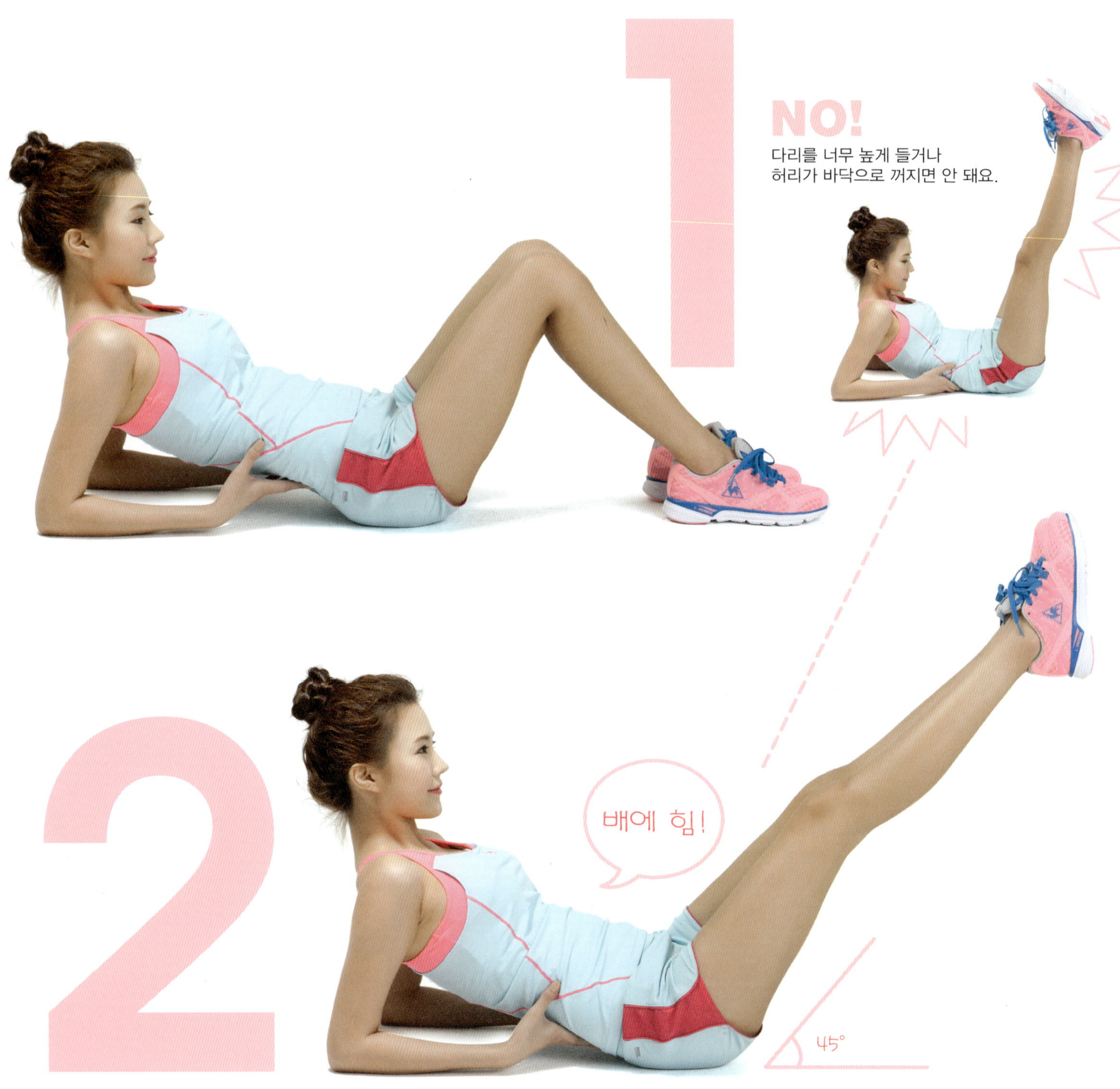



**1** 팔꿈치를 바닥에 댄 후
손으로 허리를 받치고 앉아
무릎을 구부리세요.

**2** 두 다리를 곧게 펴고 45도
정도로 올린 후 3초 버티세요.
복부에 힘을 줘야 버틸 수 있어요.

흔히 복근하면 식스팩이나 내 천(川)자 근육을 떠올리죠. 하지만 우리 배엔 X자 근육도 있다는 사실! 이 X자 근육(내외복사근)이 발달하면 늘어진 복부를 쫙 잡아줘서 배가 판판~하고 납작해진답니다. 여자들이 진정 원하는 건 식스팩이 아니라 납작한 배죠! X자 근육은 허리를 감싸고 있기 때문에 이 부위 운동을 해주면 허리도 슬림해져요.



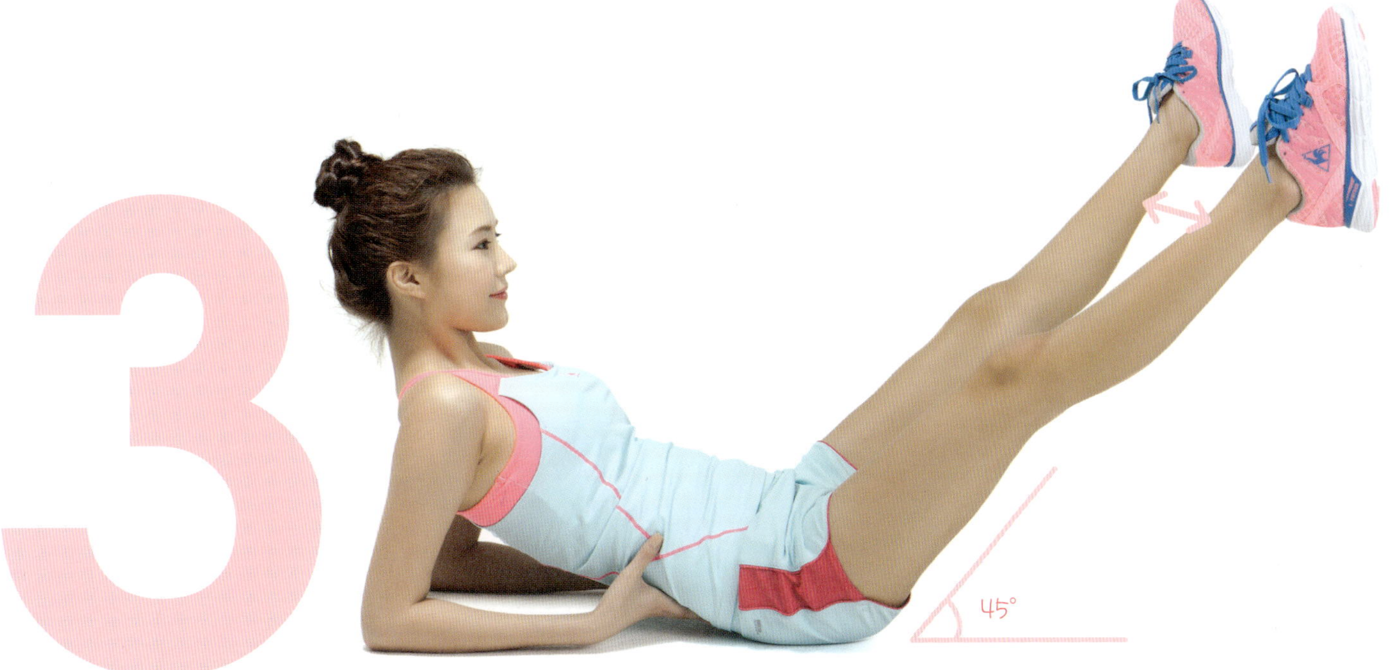


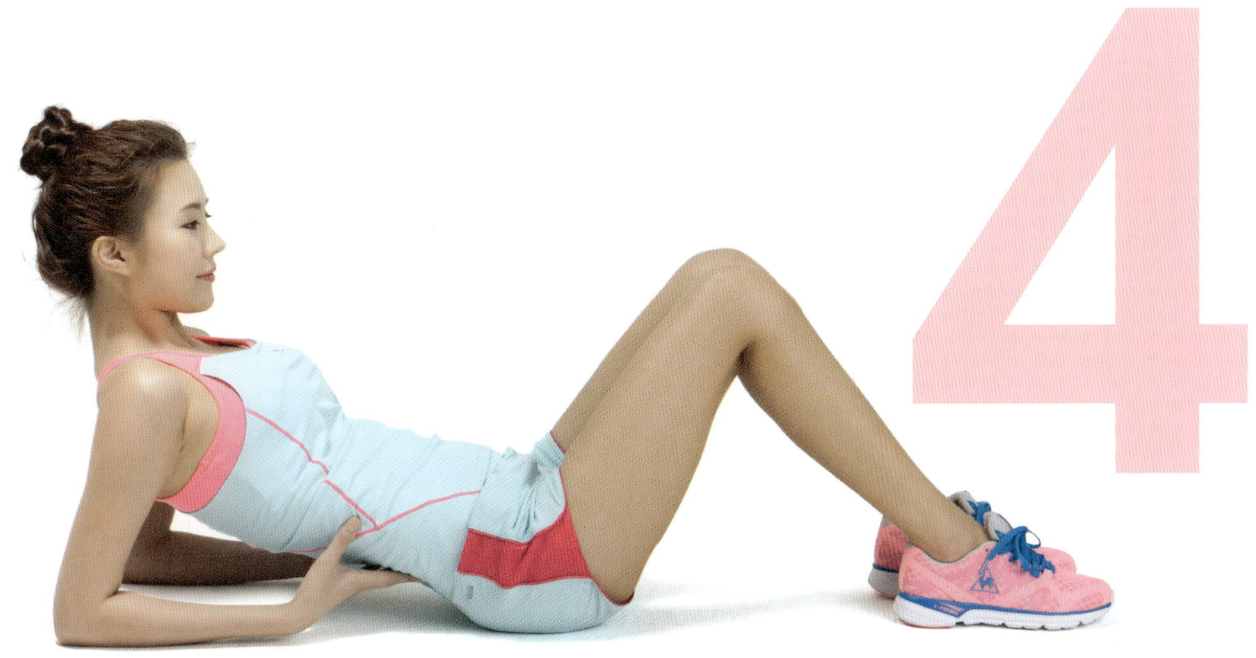



**3** 두 다리를 곧게 펴고 V자로 벌린 후 3초 버티세요.
다리 높이는 45도 상태를 유지하세요.
너무 높거나 너무 낮아도 안 돼요.
골반으로 버틴다는 느낌으로 힘을 주세요

**4** 처음 상태로 천천히 다리를 내리세요.

# 17 DAY

## 바디 밸런스의 기본은 복부
## 코어 트레이닝

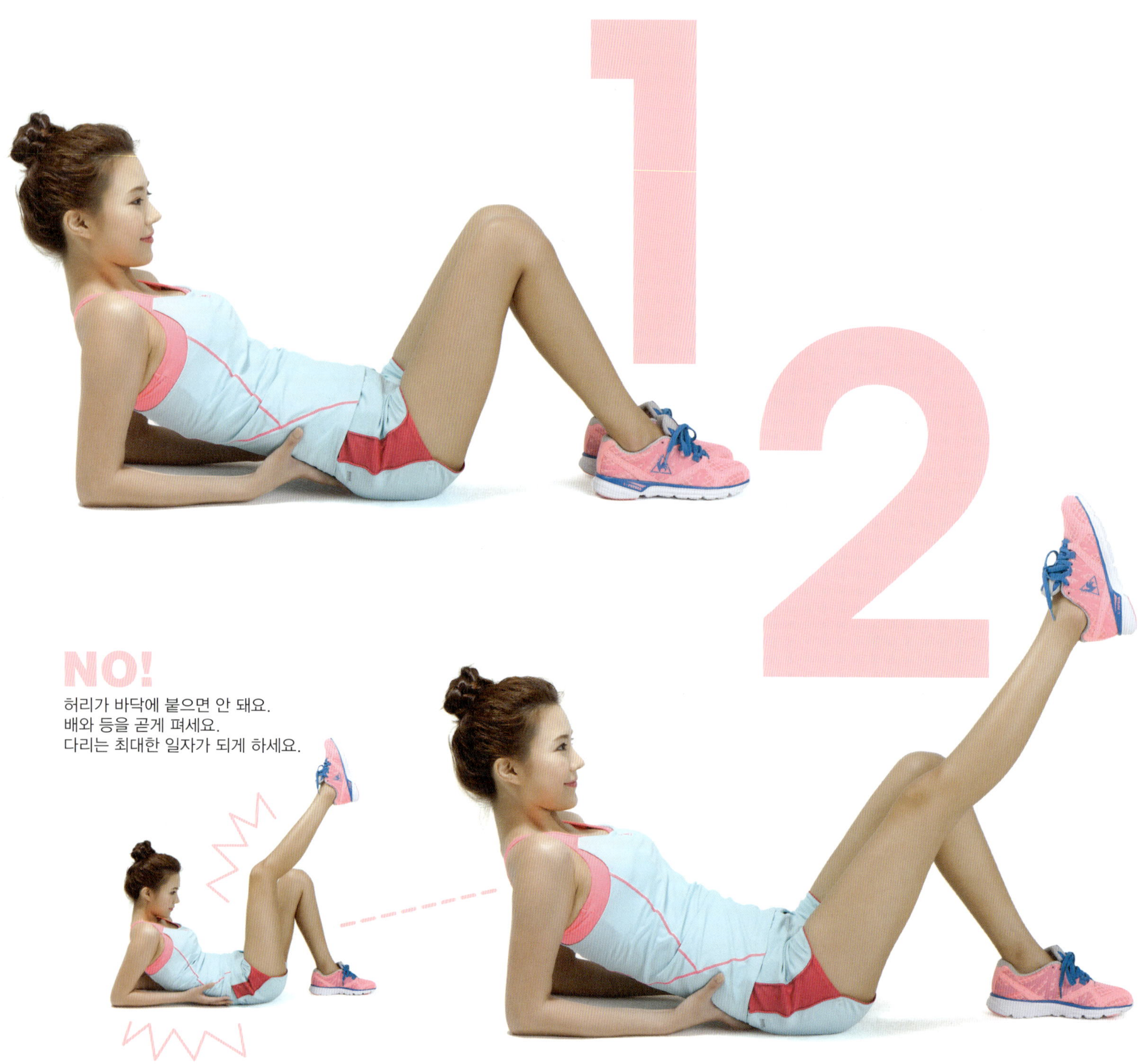



**1** 팔꿈치를 바닥에 댄 후
손으로 허리를 받치고 앉아
무릎을 구부리세요.

**2** 한쪽 다리를 곧게 펴서
들어 올리세요.

아직도 축 처진 뱃살만 신경 쓰고 있나요? 복부는 우리 몸의 중심축을 이루는 아주 중요한 부위랍니다. 그러니까 이 부위를 강화시켜 줘야 몸이 건강하고 균형감 있게 유지될 수 있어요. 다양한 복부 운동으로 몸의 코어(Core)를 탄탄하게 잡아주세요. 코어 트레이닝을 하면 몸에 안정감이 생기고 불필요한 지방은 자연스럽게 사라진답니다.

**3**
**4**

**양 방향
4회씩**

## 3 들어 올린 다리를 바깥 방향으로 돌려 원을 그리세요.

원은 수박 크기 정도로! 다리를 일자로 쭉 편 상태에서 원을 그리세요.
다리가 돌면서 복부가 운동이 되는 게 중요해요. 복부는 물론 힙도 운동이 됩니다.

## 4 들어 올린 다리를 안쪽 방향으로 돌려 원을 그리세요.

원은 수박 크기 정도로!
다리를 바꿔 같은 동작을 실시하세요.

# 18  | 비키니를 향해 탕! 탕! 탕!
## 싱글레그 스트레치

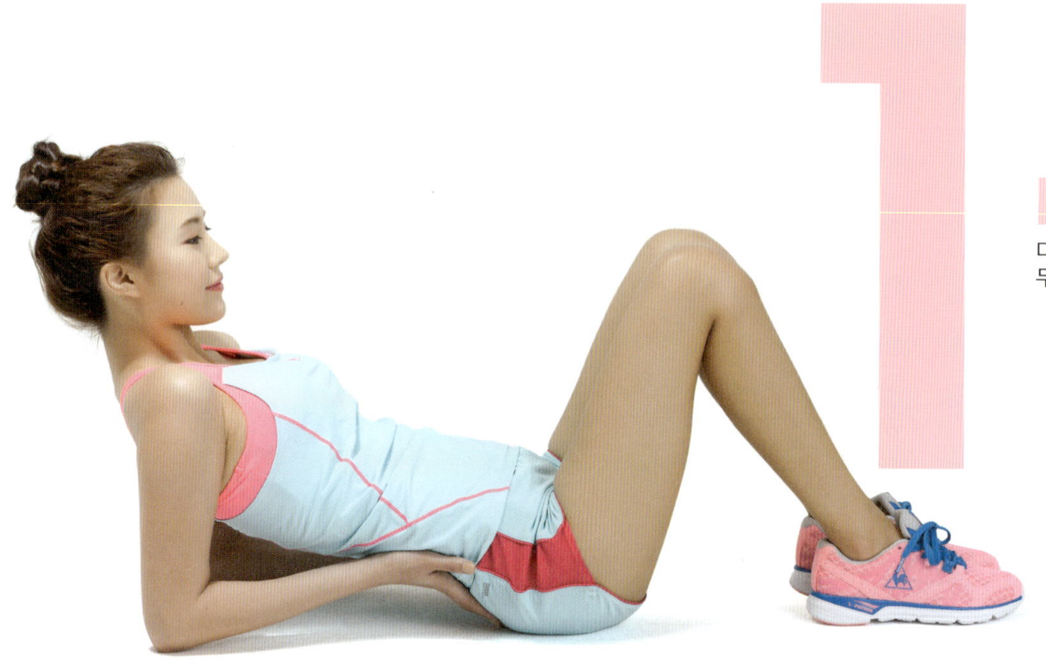

**1**

**NO!**

다리를 너무 당기면 배에 힘이 들어가지 않아요.
무릎이 직각이 되는 정도로만 구부리세요.

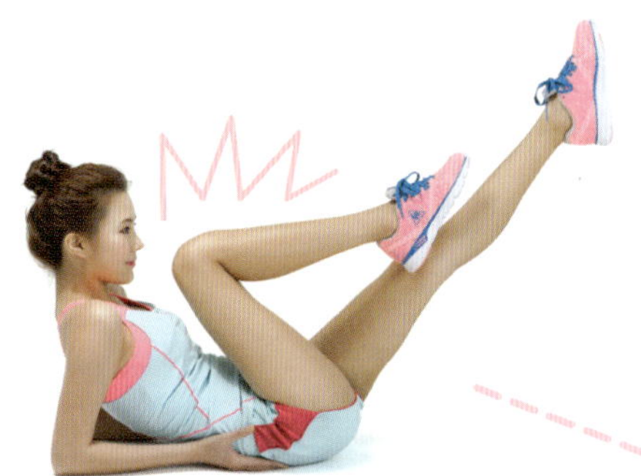

**2**

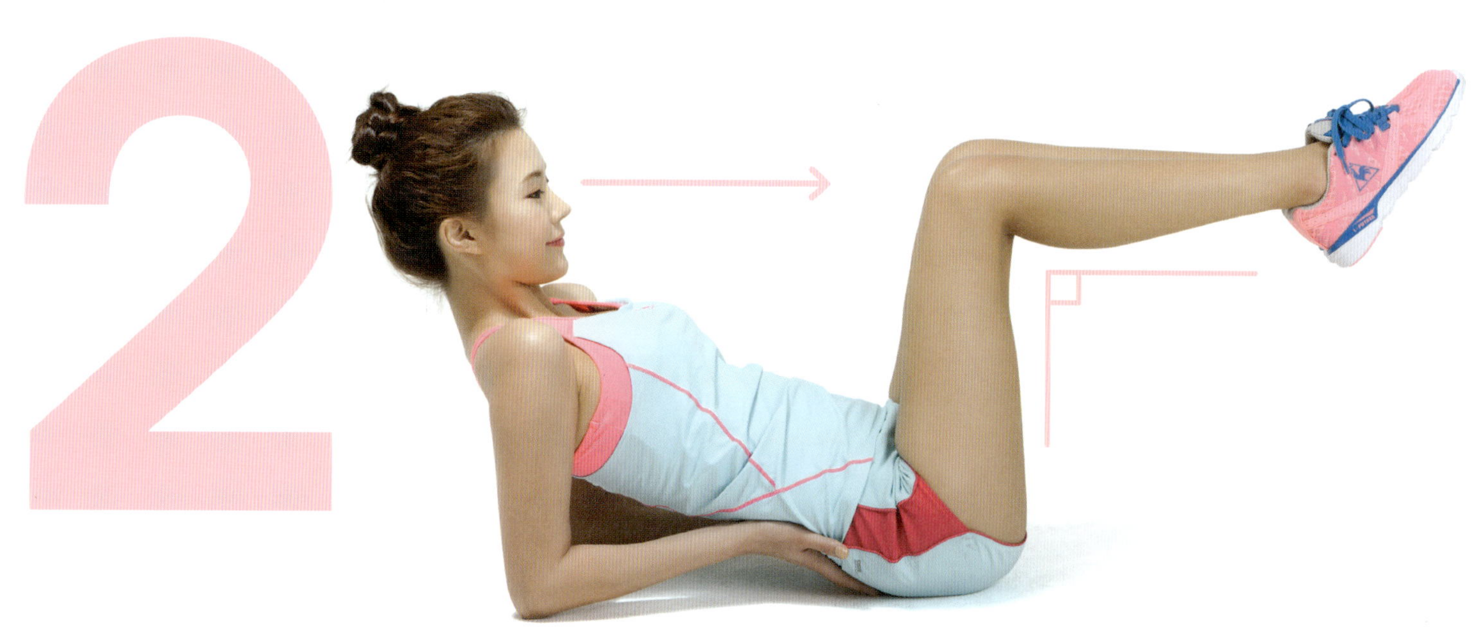

---

**1** 팔꿈치를 바닥에 댄 후
손으로 허리를 받치고 앉아
무릎을 구부리세요.

**2** 무릎이 직각이 되게
다리를 들어 올리세요.
턱이 들리지 않게
시선은 무릎을 바라보세요.

집에서 할 수 있는 복근 운동으로 가장 유명한 것이 윗몸일으키기죠. 하지만 복부 관리에 생각보다 효율적이지 않아요. 게다가 잘못 하면 다치기도 쉽고요. 윗몸일으키기 말고도 집에서 쉽게 할 수 있는 복부 운동이 많답니다. 다채로운 운동으로 뱃살을 쫙 밀어주세요. 다양한 방법들을 알려드릴게요.

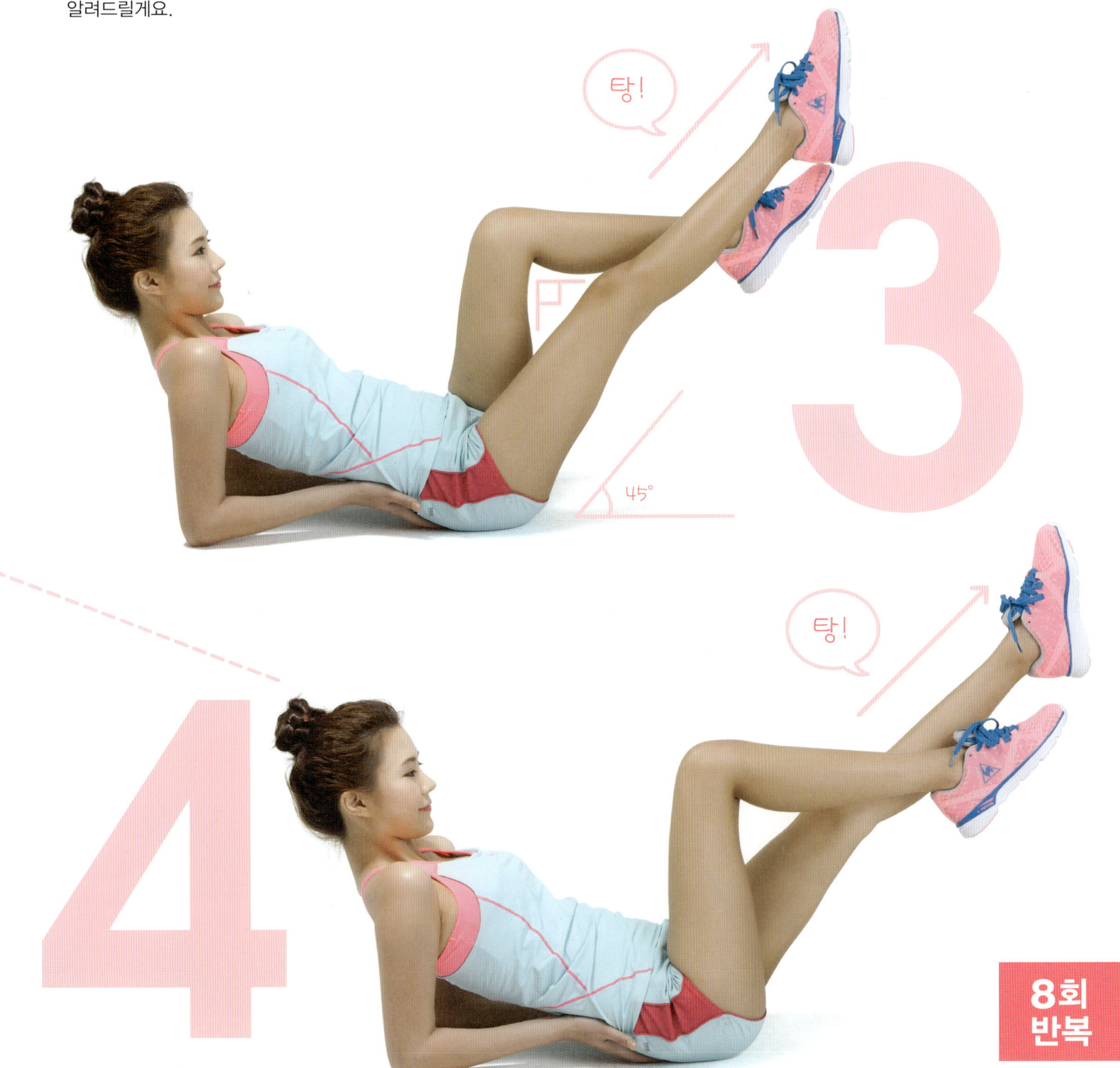


**3** **한쪽 다리는 직각을 유지하고
한쪽 다리는 45도로 쭉 펴세요.
발끝에서 총알이 나가듯이 힘있게!**
편 다리 높이가 너무 낮으면
허리에 힘이 들어가게 돼요.
반드시 45도 높이로!

**4** **다리를 바꿔서 같은 자세를
실시하세요.**
다리를 교차하면서 힘차게
펴고 구부리세요.

# 19 ³ʳᵈ Week DAY | 소녀와 여자를 구분 짓는 **1%의 차이**
## 슬리밍 사이드

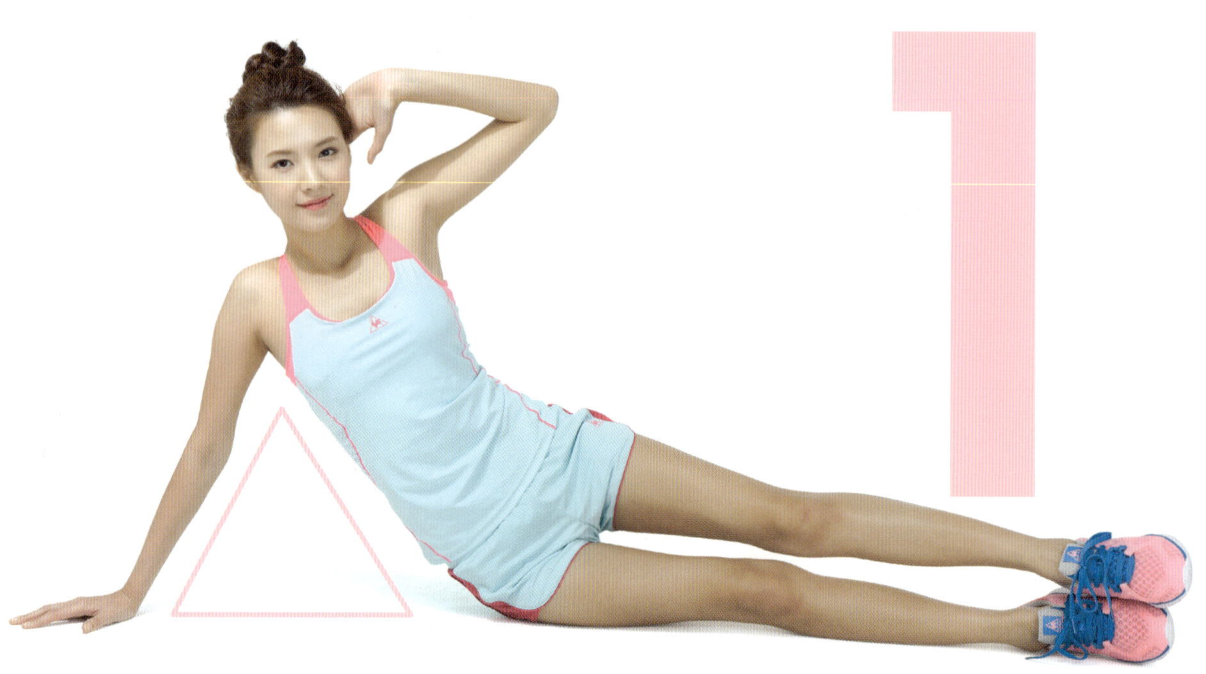

**NO!**

상체를 앞으로 숙이지 마세요.
머리와 발끝이 일직선상에 있는 것이 가장 좋아요.

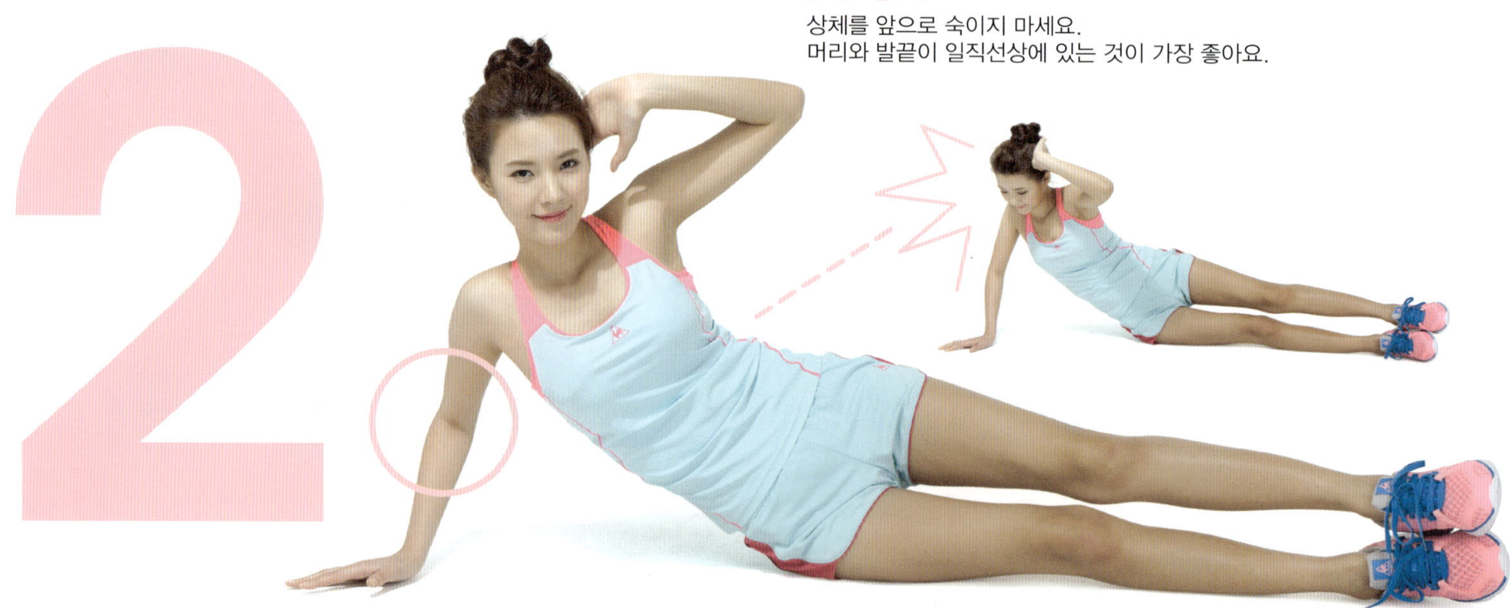

**1** 한쪽 손으로 바닥을 받치고
다른 쪽 손은 머리에 댄 후 옆으로
다리를 쭉 펴고 앉으세요.

팔과 옆구리와 바닥이
삼각형이 되도록 팔과 옆구리를
곧게 펴세요.

**2** 바닥에 댄 손 쪽의 팔을
구부렸다 펴세요.

팔을 폈다 구부렸다 할 때 옆구리가
수축, 이완을 반복하게 돼요.
옆구리 근력이 강화되고 군살이
없어지면서 라인이 매끈하게 잡히지요.

똑같은 얼굴이어도 몸에 따라 이미지가 달라져요. 얼굴이 아무리 예뻐도 몸이 일자로 뚝 떨어지면 그냥 예쁜 소녀일 뿐. 그 이상이 될 수 없어요. 옆 라인이 부드럽게 곡선을 그려줘야 진정 섹시하고 아름다운 '여자'의 이미지가 생긴답니다. 하늘하늘한 원피스 입을 때 특히 빛을 발할 슬림한 옆구리 라인을 만들어 봅시다.

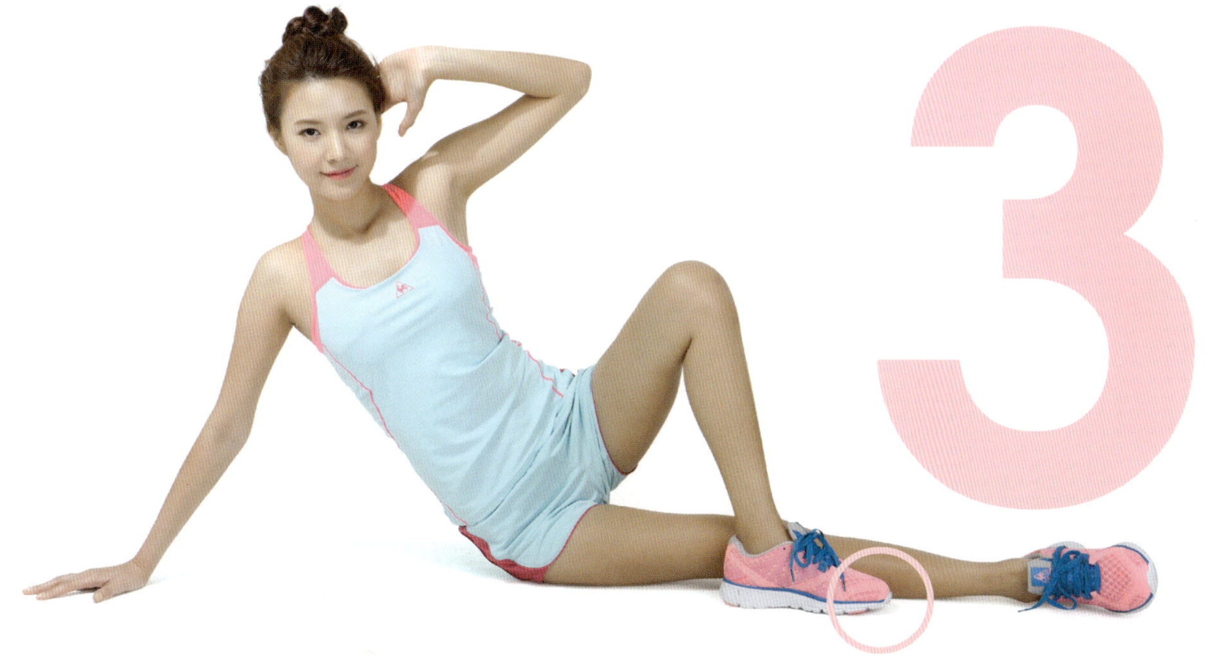

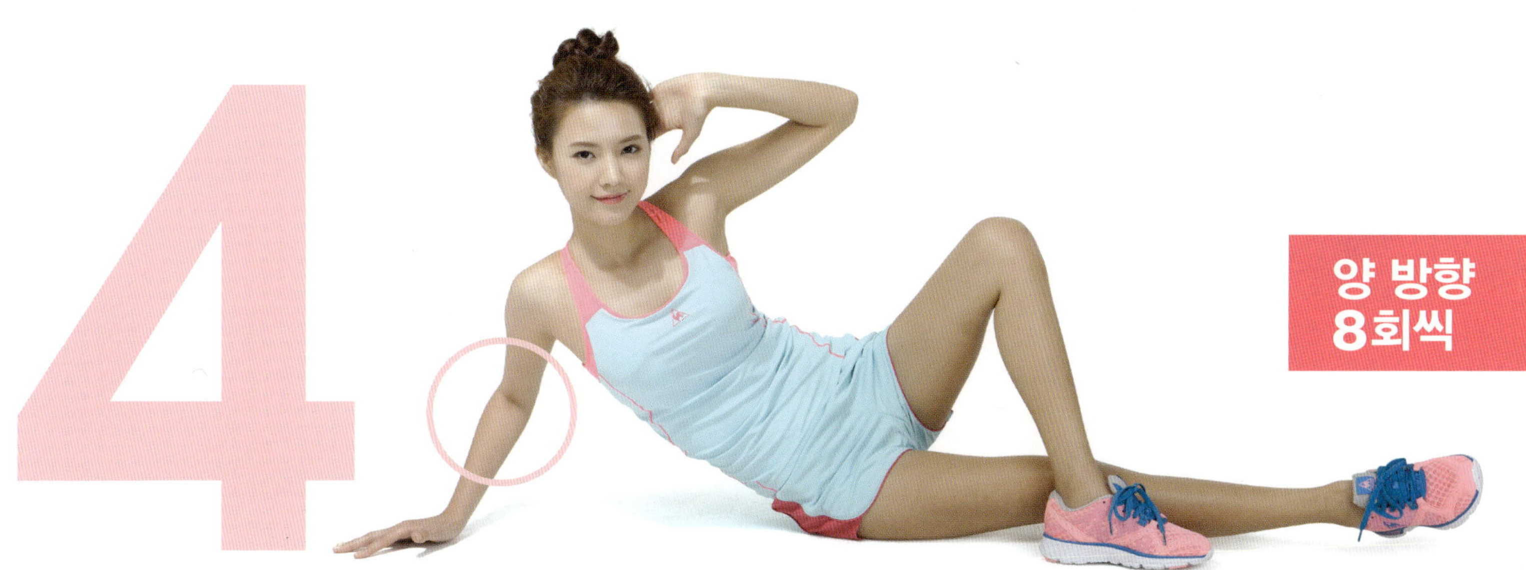



**3**
1번 자세로 돌아간 후
한쪽 다리를 굽혀 발이
다른 쪽 다리 앞에 오도록 하세요.
발끝이 다른 쪽 발을 향하도록
수평으로 펴세요.

**4**
바닥에 댄 손 쪽의 팔을
구부렸다 펴세요.
방향을 바꿔 같은 동작을 실시하세요.

# 등과 배의 군살을 없애주는
## 뒤꿈치 박수

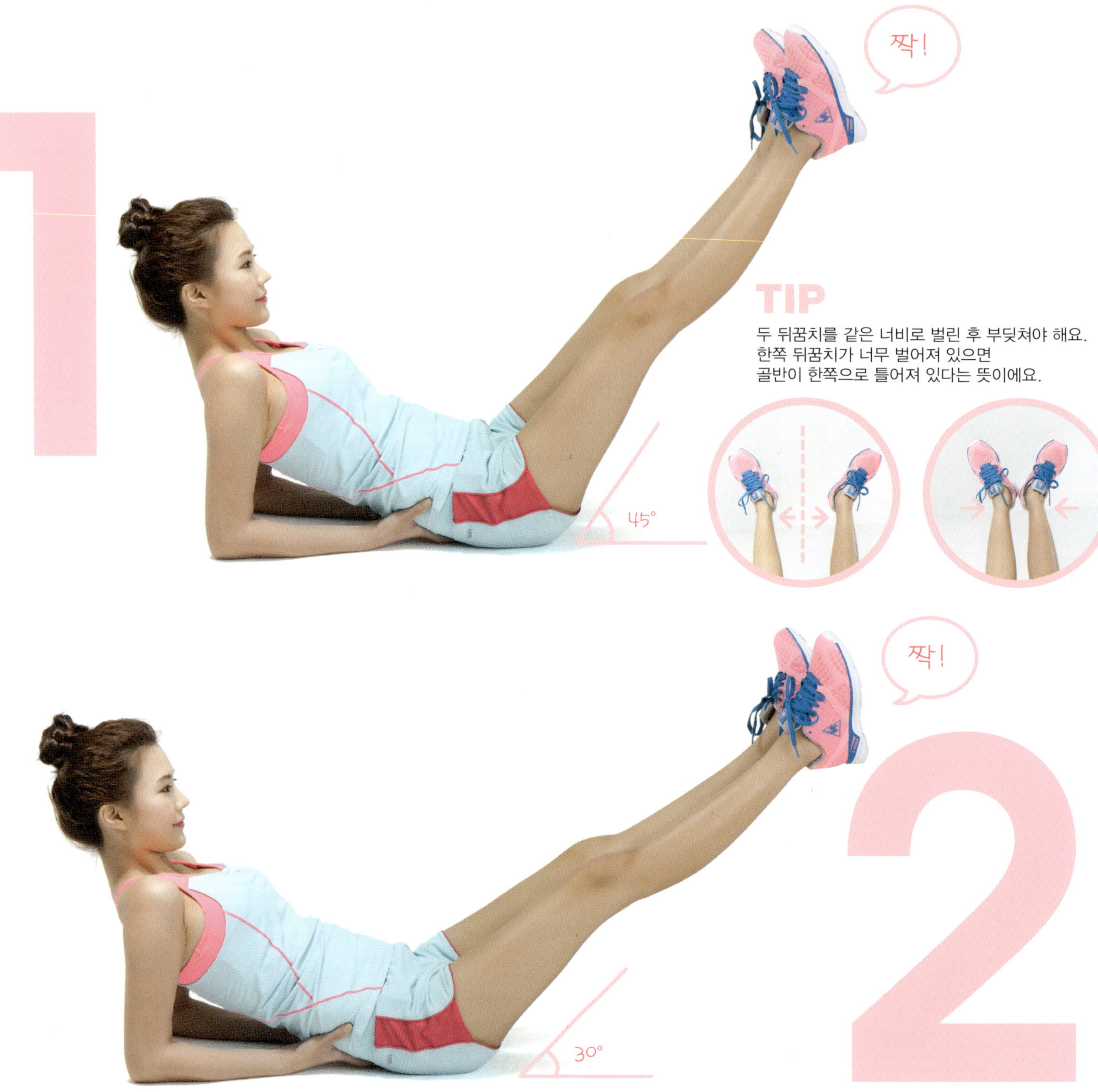


**1** 팔꿈치를 바닥에 대고 앉은 후
두 다리를 붙여 45도로 들어 올리고
박수 치듯이 뒤꿈치끼리 부딪치세요.

**2** 두 다리를 30도로 내리고
뒤꿈치끼리 부딪치세요.
등을 최대한 편 상태로
다리를 내리세요.

발레 동작에서 따온 운동을 해볼게요. 등과 배의 군살을 쫙 잡아주는 운동인데, 힘이 상당히 많이 들어간답니다. 발레리나들이 연약해 보이지만 실은 강도 높은 운동으로 탄탄한 몸매를 유지하고 있는 것이죠. 발레리나처럼 여리여리해 보이면서도 탄력 있는 몸매를 만들어 볼까요?





**3** 두 다리를 15도로 내리고 뒤꿈치끼리 부딪치세요.

힘이 드니까 속도를 빨리 하게 되는데 그러면 운동이 제대로 되지 않아요. 배에 힘을 주면서 다리를 천천히 내리세요.

**4** 두 다리가 바닥에 닿을 듯 말 듯 한 높이에서 뒤꿈치끼리 부딪치세요.

다시 처음 45도 높이로 돌아가 차례로 높이에 변화를 주면서 동작을 반복하세요.

# 한 주의 피로를 풀어주는
## 발가락 피아노

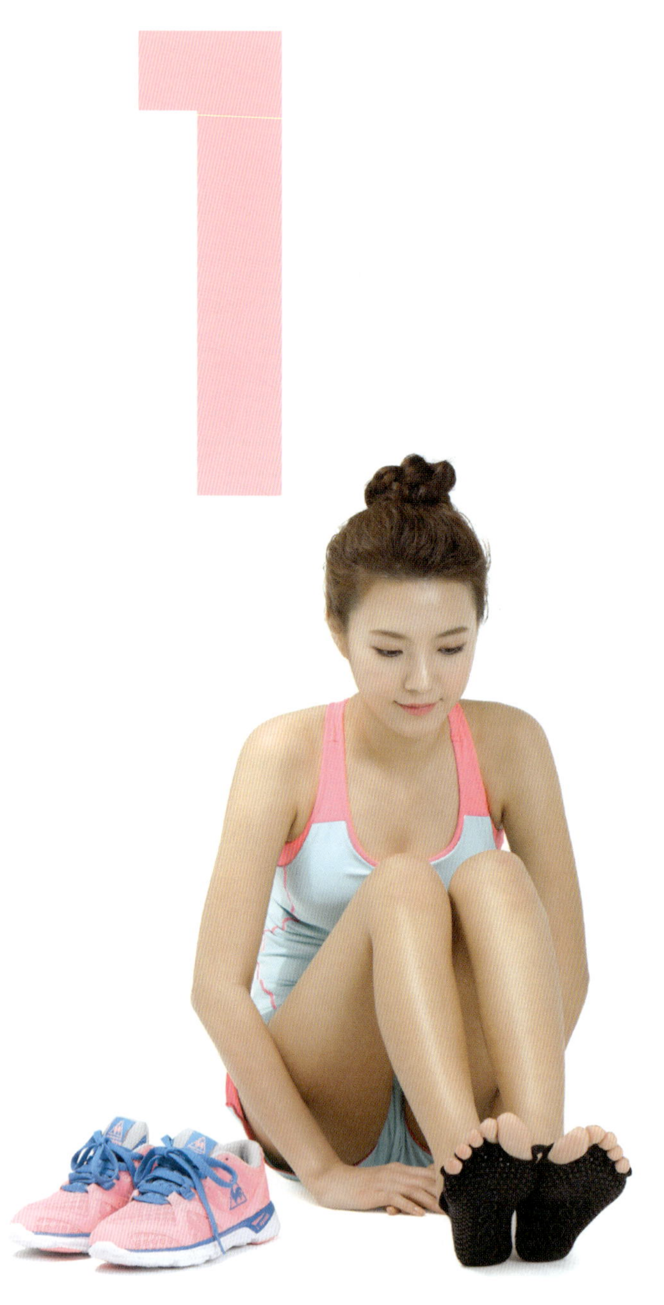

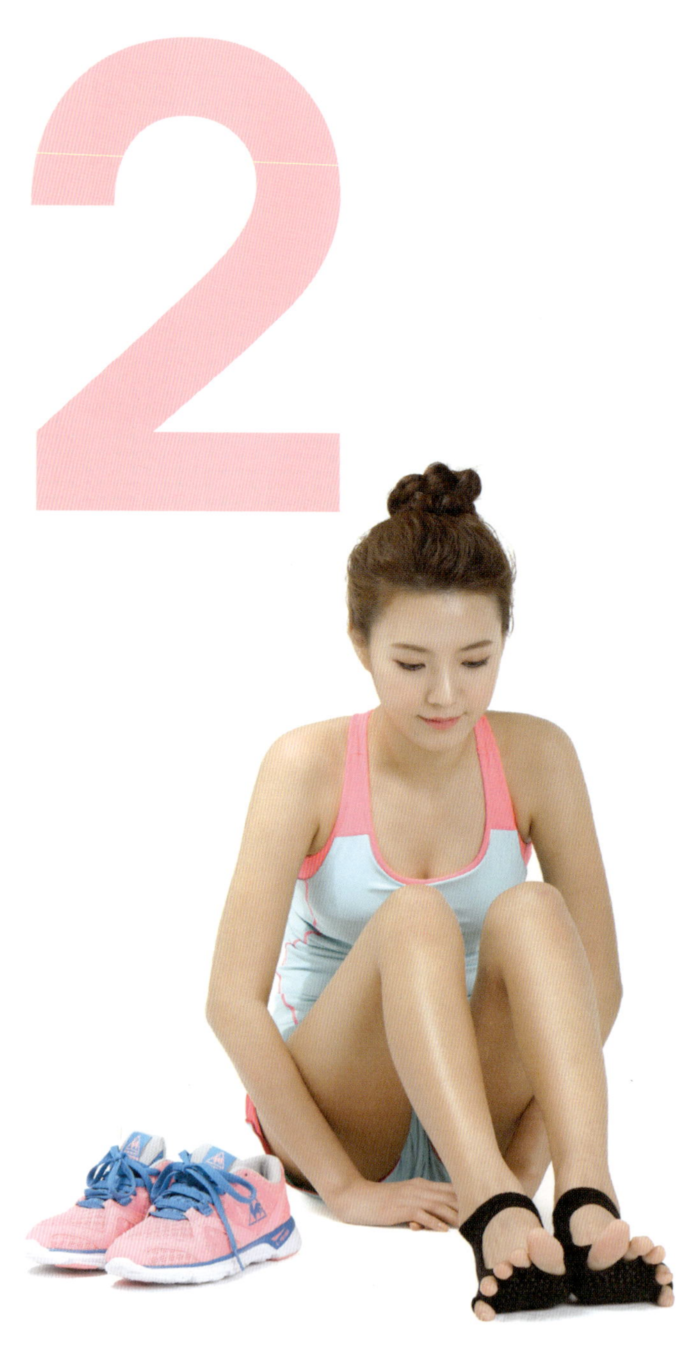

**1** 바닥에 앉은 후
모든 발가락을 쭉 펴세요.

**2** 새끼발가락을 구부려
바닥에 내려놓으세요.
엄지발가락부터 움직이면 안 돼요.
반드시 새끼발가락부터!

예전에 TV에서 이효리 씨가 발가락으로 옆 사람을 꼬집는 장면이 나왔는데요, 그만큼 발가락 관절이 발달했다는 이야기죠. 우리도 굳어 있는 발가락을 유연하게 만들어 볼까요? 발가락으로 피아노를 쳐보세요. 처음엔 잘 되지 않겠지만 꾸준히 연습하면 누구나 할 수 있답니다. 발가락을 자유롭게 움직여 발의 피로를 풀어주면 자연히 몸의 피로도 풀린답니다.



## NO!

엄지발가락만 움직이거나
모든 발가락을 통으로 움직이면 안 돼요.
반드시 하나씩!

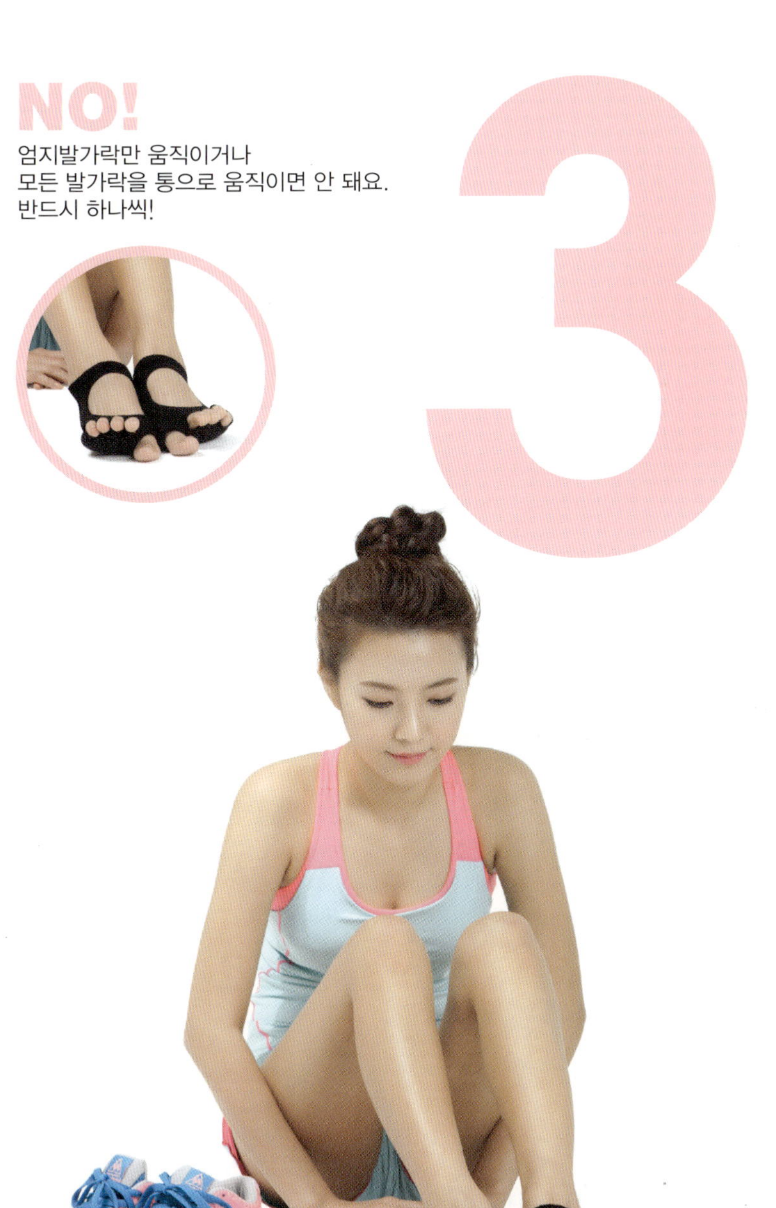

# 3

# 4

**8회
반복**

**3** 네 번째, 세 번째, 두 번째 발가락
순으로 바닥에 내려놓으세요.
발가락으로 피아노를 친다는 생각으로!
잘 안 되면 손가락으로 하나씩 눌러서
내리세요.

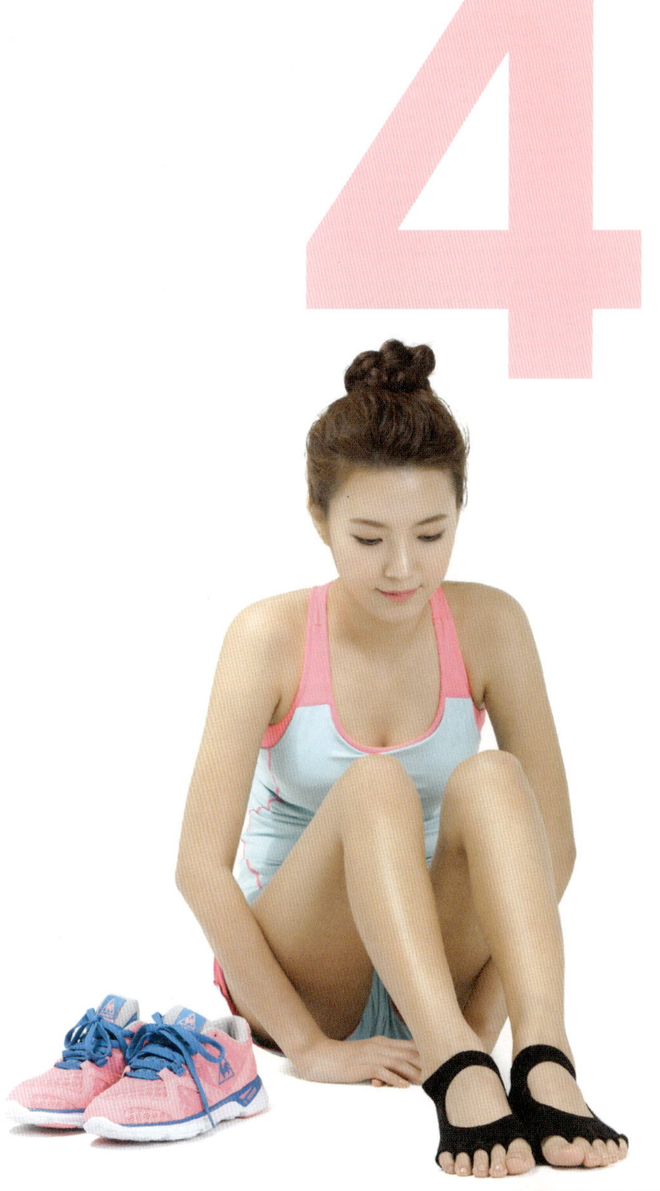

**4** 마지막으로 엄지발가락을
바닥에 내려놓으세요.
한 발씩 나눠서 동작을 실시해도
괜찮아요.

# Q&A 어김없이 찾아오는 슬럼프

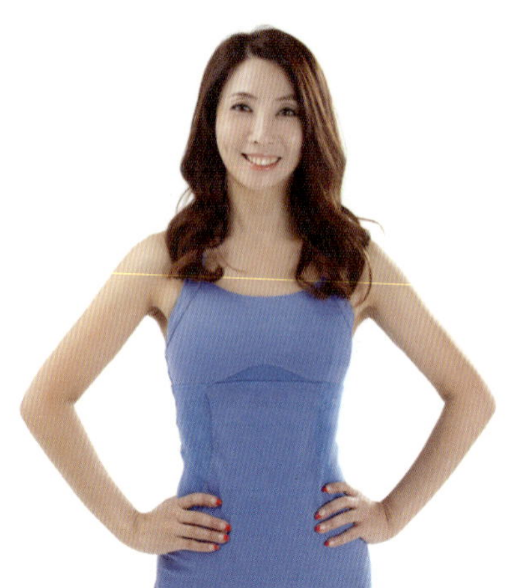

# 슬슬
# 운동이
# 지겹죠?

---

**저는 의지가 너무 약해서 그런지, 매번 운동을
시작했다가 3주차 정도에서 그만두게 되더라고요.**

3주차쯤 되면 거의 모든 사람에게 슬럼프가 찾아와요. 1주차에는 꿈과
희망에 부풀어서 의욕이 넘치고 2주차에는 조금씩 사이즈가 줄어드는
게 느껴지니까 재미가 있죠. 하지만 3주차쯤 되면 생각보다 속도가 붙지
않는 것 같아서 많은 사람들이 좌절해요. "역시나 이번에도 안 되나 보
다…" 이런 마음. 당신만 그런 거 아니에요. 모든 사람이 그래요.
몸 관리에 적극적인 연예인들도 매일 운동을 하다가 3주차가 되면 하루
이틀씩 운동을 빼먹기 시작한답니다. 몸의 시스템상 3주차는 정체되는 시
기예요. 아무 변화가 없으니 지겨운 게 당연해요. 본래 그런 거라고 인정
해버리면 그리 심란하지 않습니다. 그럼 해결 방법은? 인내하는 수밖에!
나한테만 일어나는 일이 아니라는 것으로 위안 삼으면서 조금만 견디세
요. 가끔 꾀부리는 것도 괜찮아요. 하루 이틀 쉬기도 하면서 운동을 이어
가세요. 이 시기만 잘 견디면 개구리가 웅크리고 있다가 힘차게 점프하는
것처럼 4주차에 확실히 결과가 나타날 거예요.

**초반에는 열심히 했는데 며칠 운동을 빼먹었어요.
빠진 만큼 강도를 높여야 하나요?**

빼먹은 날은 미련 없이 잊어버리세요. 아무 일 없었던 듯이, 멈춘 그날 운
동부터 다시 시작하세요. 운동을 하다가 이런 저런 사정으로 빼먹은 날이
많아지면 다시 처음으로 돌아간 것 같아 걱정하는 분들이 많아요. 그래서
"에이, 말짱 도루묵이다!" 하면서 중간에 포기해 버리기도 하죠.
하지만 꾸준히 운동을 했다면 중간에 잠시 안 한다고 해도 순식간에 예
전 몸으로 돌아가지 않아요. 그 사이 몸이 좀 불었다고 해도 다시 운동을
해주면 처음 시작했을 때보다 목표치로 돌아가는 게 빨라지지요.
그래서 연예인들은 촬영 들어가기 전 시간 여유가 있을 때 열심히 운동을
한답니다. 활동 시기에는 빡빡한 스케줄 때문에 운동할 시간이 거의 없거
든요. 그런데 미리 운동을 해두면 운동 공백이 좀 생겨도 몸매가 큰 변화
없이 유지돼요. 사이즈가 조금 불었다고 해도 나중에 다시 돌아오기 쉽고
요. 그러니 심플하게 생각하세요. 멈췄으면 그냥 다시 시작하면 돼요.

**혼자 운동하니까 너무 지루해요.**

포기하고 싶어질 때 거울을 보세요. 그리고 거울 속에 비친 나를 칭찬해
주세요. 여기까지 와서 기특하다고, 예쁘다고, 나를 칭찬해 주세요. 그리
고 조금만 더 힘을 내라고, 기운을 북돋워 주세요. 거울 속의 나와 대화하
다 보면 신기하게도 스스로 컨트롤이 된답니다.

**상체를 잘 관리하려면 정말 발을 잘 관리해야 하나요?**

Yes! 상체가 바르게 예쁜 모양으로 서려면 발을 잘 관리해야 해요. 공사
를 할 때 땅을 파서 아래를 튼튼히 해야 위쪽으로 건물이 반듯하게 설 수
있는 것과 같은 이치예요. 그런데 다들 아래는 소홀히 하고 눈에 잘 보이
는 위층 보수만 하려고 하는 게 문제죠. 손발이 찬 것도 발의 영향이라는
걸 아세요?
발가락이 건강해야 모든 관절이 건강할 수 있어요. 그래서 각 발가락이
자유롭게 따로 움직일 수 있도록 발달시켜 주는 게 중요하답니다. 발이
피로하면 온몸이 피로하니까 틈틈이 발 마사지로 발의 피로를 풀어주는
것도 필수! 발 각질 제거도 잘 해야 해요. 미용을 위해서가 아니라 건강을
위해. 각질이 있으면 혈액순환이 잘 안 되거든요. 그래서 발 각질을 제거
하고 나면 두통이 사라지고 머리가 시원해지는 효과가 있답니다.
발이 편안하게 움직일 수 있도록 신발은 밑창이 부드러운 것을 신으세요.
발이 건강해야 척추가 바로 서고 상체 라인이 예뻐진다는 걸 잊지 마세요.

**집에서 틈틈이 윗몸일으키기를 많이 하는데
왠지 배가 더 나온 것 같은 느낌이에요.**

윗몸일으키기는 복직근을 강화하는 운동이에요. 쉽게 말하면 식스팩을
만드는 운동이죠. 복직근 운동을 너무 많이 하면 허리에 부담이 가고 오
히려 배가 더 튀어나올 수 있어요. 여자들은 식스팩보다는 납작한 배를
만드는 걸 더 선호하니까 윗몸일으키기를 너무 많이 하는 건 권하고 싶지
않네요.

**운동하고 나면 배가 고파서 너무 많이 먹게 돼요.**

먹고 싶은 거 참다가 더 폭식하게 된다는 거, 너무나 잘 알고 있잖아요?
그냥 스트레스 안 받도록 먹고 싶은 대로 다 먹으면서 열심히 운동하세
요. 그렇게 해도 충분히 몸매 관리 잘 할 수 있어요.
단, 평소보다 많이 먹은 날은 그 다음 날 운동 강도를 좀 더 올려주세요.
보통날보다 최대 두 배 정도까지 강도를 높이면 돼요. 두 배 이상 올리면
관절에 무리가 갈 수 있으니 주의!
하루 많이 먹었으면 하루 정도는 살짝 간헐적 다이어트를 해주는 것도 좋
아요. "헉! 오늘도 이성을 잃고 너무 많이 먹었네~" 하면서 너무 자책할 필
요 없어요. 기왕 먹었으면 그 다음 끼니를 좀 적게 조절해주면 된답니다.
습관적으로 밥을 먹지 말고 배가 고플 때 식사를 하는 방법도 추천하고
싶네요. 보통 끼니때가 되면 배가 고프지 않아도 밥을 먹게 되는데, 굳이
세 끼 다 챙겨 먹지 않아도 괜찮아요. 배가 고플 때 밥을 먹는 습관을 들
이면 불필요한 식사량을 줄일 수 있답니다.

**여자들은 복근에 별로 관심 없는데
복근 운동 꼭 해야 하나요?**

복근은 성별, 나이에 상관없이 단련해야 해요. 앞에서도 얘기했지만 배는
몸의 중심을 잡아주는 역할을 하기 때문에 몸 관리에 가장 기본이라고 할
수 있어요. 그리고 몸의 중심부가 힘있게 딱 자리 잡고 있어야 몸의 축이
되는 척추도 바로 설 수 있죠. 척추가 바로 서지 않으면 자연히 등도 구부
정~해지고 몸 전체 실루엣은 틀어진답니다.
그리고 복근 운동 하면 얼마나 섹시해지는데요! 식스팩과 내 천(川)자 근
육이 건강하고 탄력있는 라인을 만들고 X자 근육이 배를 납작하게 눌러
주죠. 복근 운동 열심히 하면 이효리처럼 세로로 긴 배꼽도 만들 수 있답
니다. 비키니 입을 때 밋밋하기만 한 배 보여주는 거, 재미없잖아요?

# 4th WEEK 22-28 DAY

## 30일 운동 4주차 상체편

점점 더 강도가 높아지고 있어요. 하지만 그만큼 차별화되는 바디 라인이 만들어져 가고 있다는 사실! 뱃살이 빠지고 옆구리가 날렵해지는 느낌이 오시나요? 좀 더 세밀하게 라인을 잡아가 봅시다. 이번 주는 예쁜 상체를 위한 종합선물 세트랍니다.

# 22 4th Week DAY | 인어공주처럼 가느다란 허리
## 프리티 머메이드

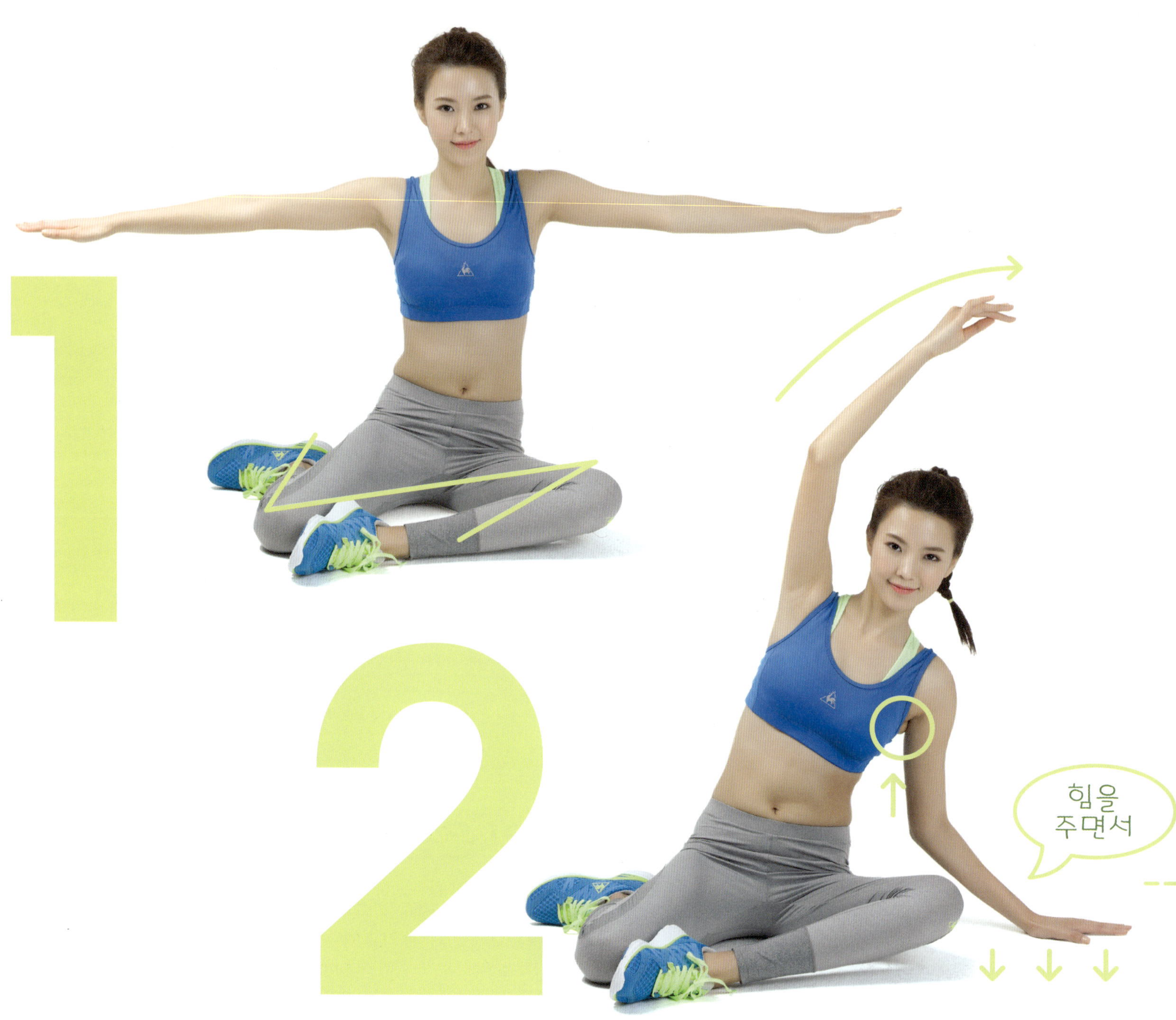



**1**

바닥에 앉은 후 한쪽 발은 앞으로
다른 쪽 발은 뒤로 보내고
양팔을 쭉 뻗으세요.

다리가 Z 모양을 이룹니다.
양쪽 엉덩이가 바닥에 나란히 닿아야 해요.
이 동작을 자주 하면 골반과 척추를
교정하는 데 도움이 됩니다.

**2**

한쪽 손을 바닥에 대고
팔꿈치를 살짝 구부리면서
다른 쪽 손을 위로 쭉 밀어
옆구리를 늘려주세요.

손으로 바닥을 밀어내듯이 힘을 주면서
몸을 지탱하세요. 팔을 위로 쭉 밀 때
반대쪽 무릎이 따라가지 않게 최대한
바닥으로 눌러주세요. 겨드랑이를
들어올리듯 힘을 주세요.

인어(Mermaid)처럼 앉아서 옆구리를 늘려주는 운동이에요. 튀어나온 군살 없이 매끈~하게 옆 라인을 잡아주지요. 이 동작으로 골반 상태를 체크할 수도 있어요. 머메이드 자세로 앉았을 때 양쪽 엉덩이가 바닥에 나란히 닿지 않으면 골반이 말렸거나 혹은 틀어졌거나 척추측만이 있을 수 있습니다.



**3**

**양 방향 4회씩**

## NO!

엉덩이가 바닥에서 뜨면 안 돼요.
엉덩이가 들썩거리지 않게
힘을 줘서 딱 붙이세요.

**4**

**3**  처음 자세로 돌아오세요.

**4**  팔 방향을 바꾸어 옆구리를 늘려주세요.
다리를 바꾼 후 같은 동작을 실시하세요.

# 23 4th Week **DAY** | **안아주고픈** 상체 만들기
## 업다운 킥

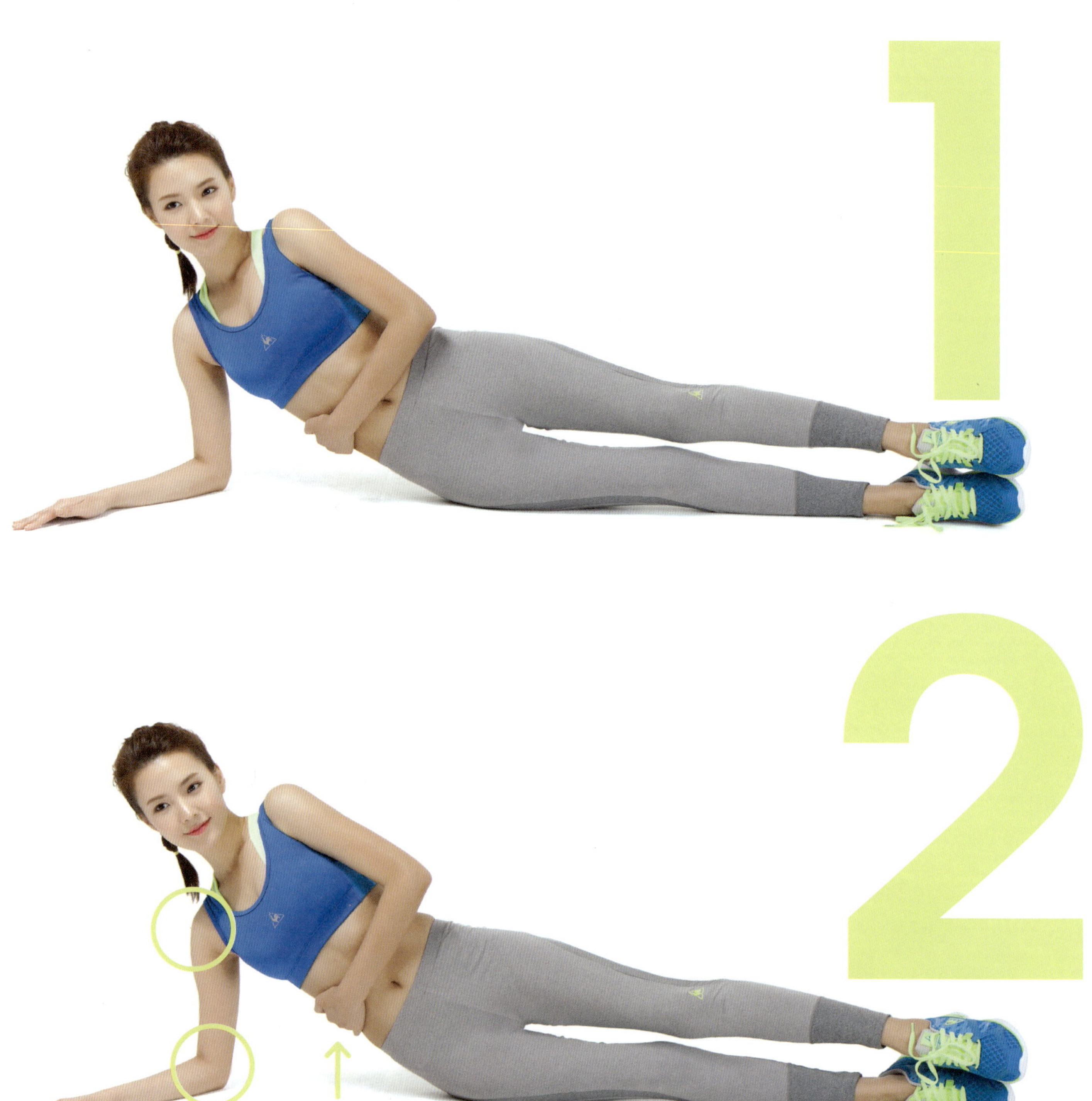



**1** 옆으로 누운 후 한쪽 팔꿈치를
바닥에 대고 다른 쪽 손으로
옆구리를 잡으세요.

**2** 옆구리를 잡은 손으로
옆구리를 위로 쭉 밀어 올리세요.

옆구리가 올라간 상태에서 계속
버티는 게 중요해요. 이 과정을 통해
강도 높은 옆구리 운동이 진행됩니다.
이때 어깨 밑에 팔꿈치가 있어야 해요.

오늘은 상체 실루엣 전체를 다듬어 주는 운동을 해보기로 해요. 다리를 들었다 내렸다 하는 동작이라 언뜻 보면 다리 운동 같은데 우리 몸은 유기적으로 연결되어 있다는 사실을 떠올려 주세요. 다리 움직임을 통해 복부가 운동을 하고 옆으로 버티는 동작을 통해 옆구리와 팔이 운동을 한답니다. 결론은 운동하는 부위는 그만큼 슬림해진다는 거!

| 운동 부위 | 운동 강도 | 운동 종류 |
| --- | --- | --- |
| 옆구리/복부/팔 | 약 ●——●——○ 강 | 발레 |

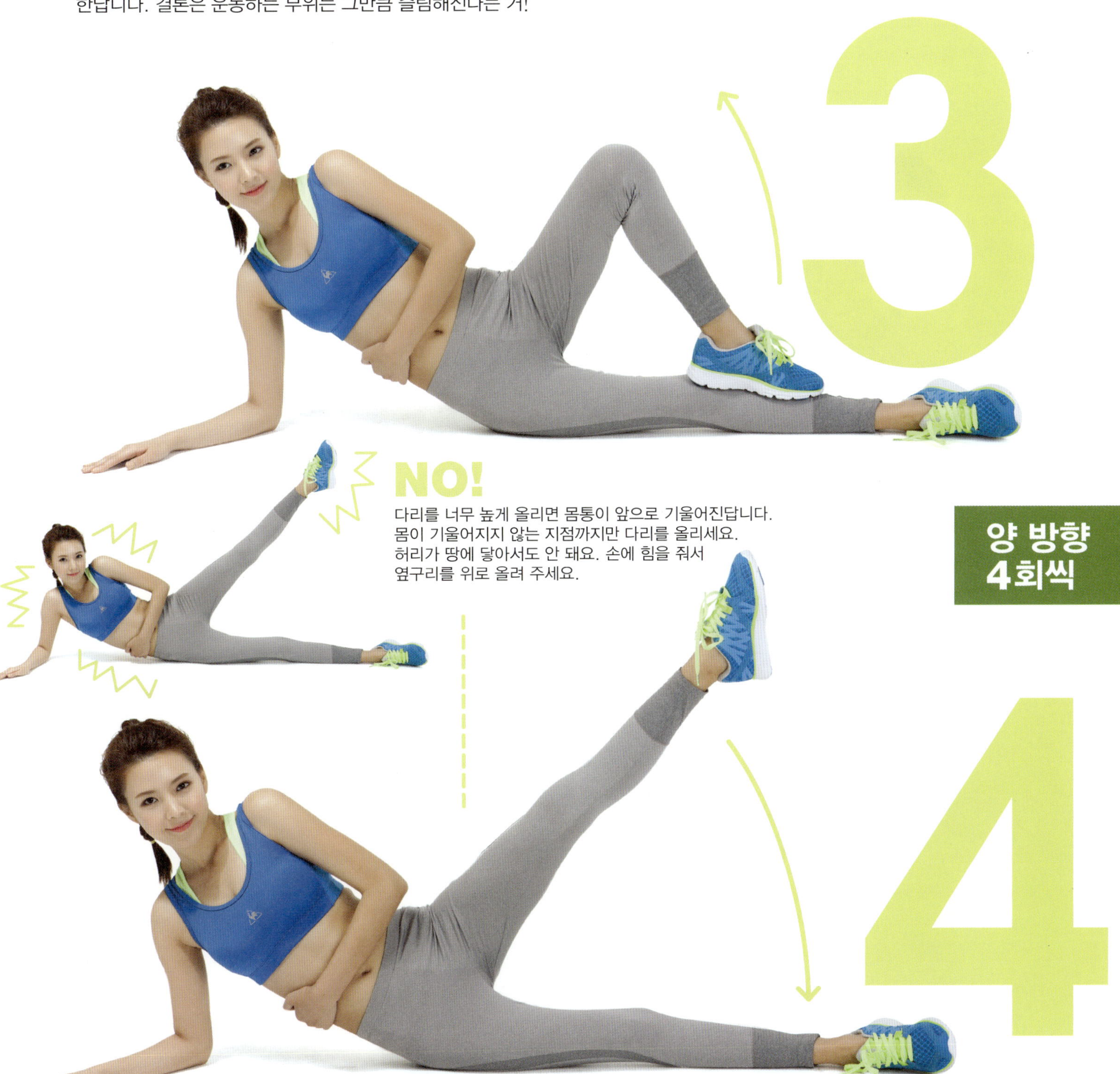


**3** **옆구리를 올린 상태에서 한쪽 다리를 구부리세요.**
어깨는 최대한 반듯하게 펴세요.

**4** **구부린 다리를 천장을 향해 쭉 폈다가 내리세요.**
다리를 뽑는다는 느낌이 들 정도로 힘껏 쭉 펴세요. 다리를 폈다 내렸다 할 때 배의 X자 근육 운동이 된답니다. 다리와 팔 방향을 바꾸어서 같은 동작을 실시하세요.

# 뱃살 쭉쭉 옆구리 잘록
## 사이드 킥

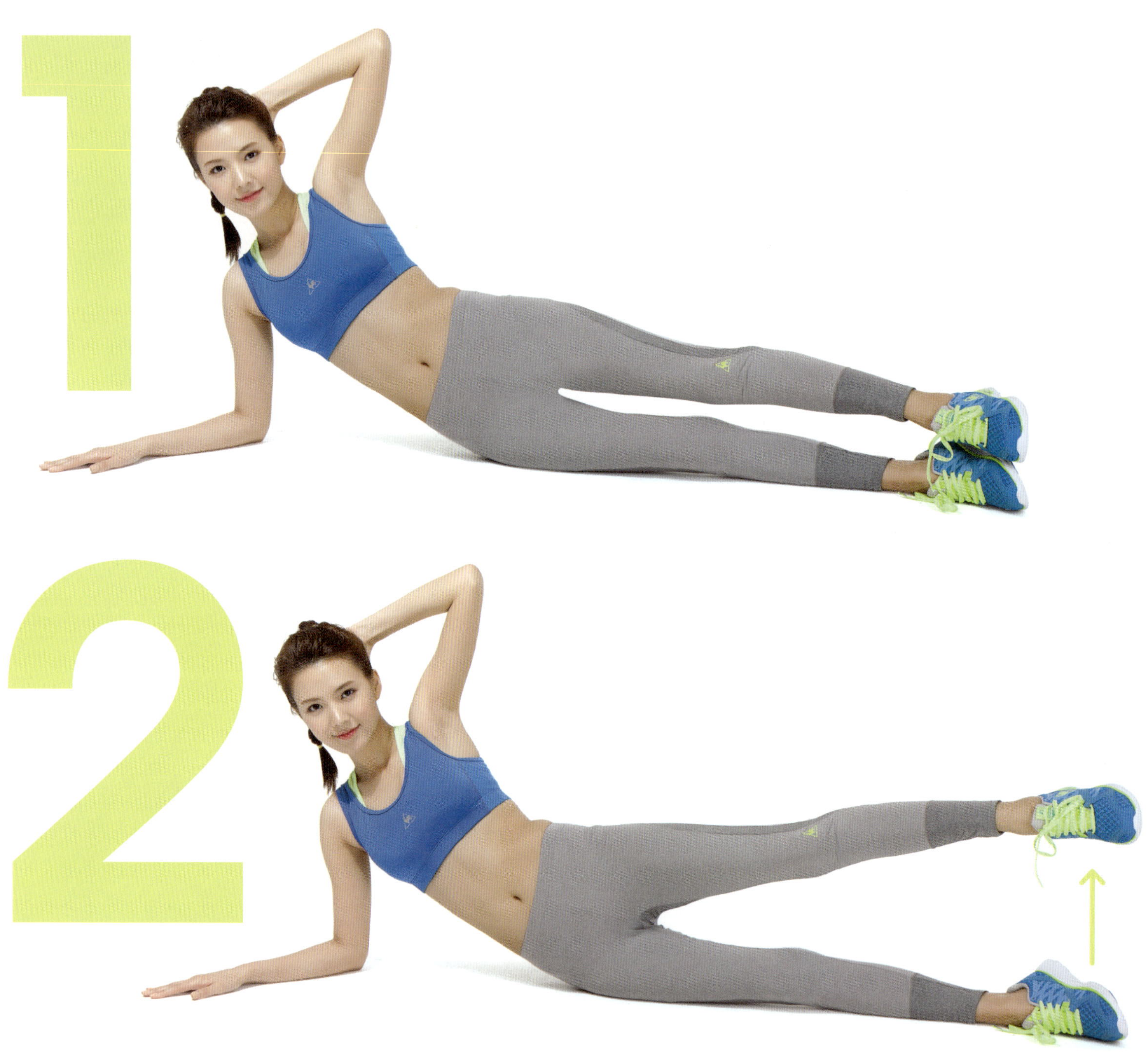

**1** 옆으로 누운 후 한쪽 팔꿈치를 바닥에 대고 상체를 들어 올린 후 다른 쪽 손은 머리에 대세요.

**2** 자세를 유지하면서 위쪽 다리를 위로 들어 올리세요.

어제는 옆으로 누워 다리를 아래위로 펴는 동작이었다면 오늘은 옆으로
누워 다리를 앞뒤로 차는 동작이에요. 옆구리와 복부를 집중적으로 강화
시켜주는 운동이지요. 뱃살이 쭉쭉 빠지고 옆구리가 잘록해지는 기쁨을
만끽하면서 앞뒤로 힘껏 하나 둘! 하나 둘!



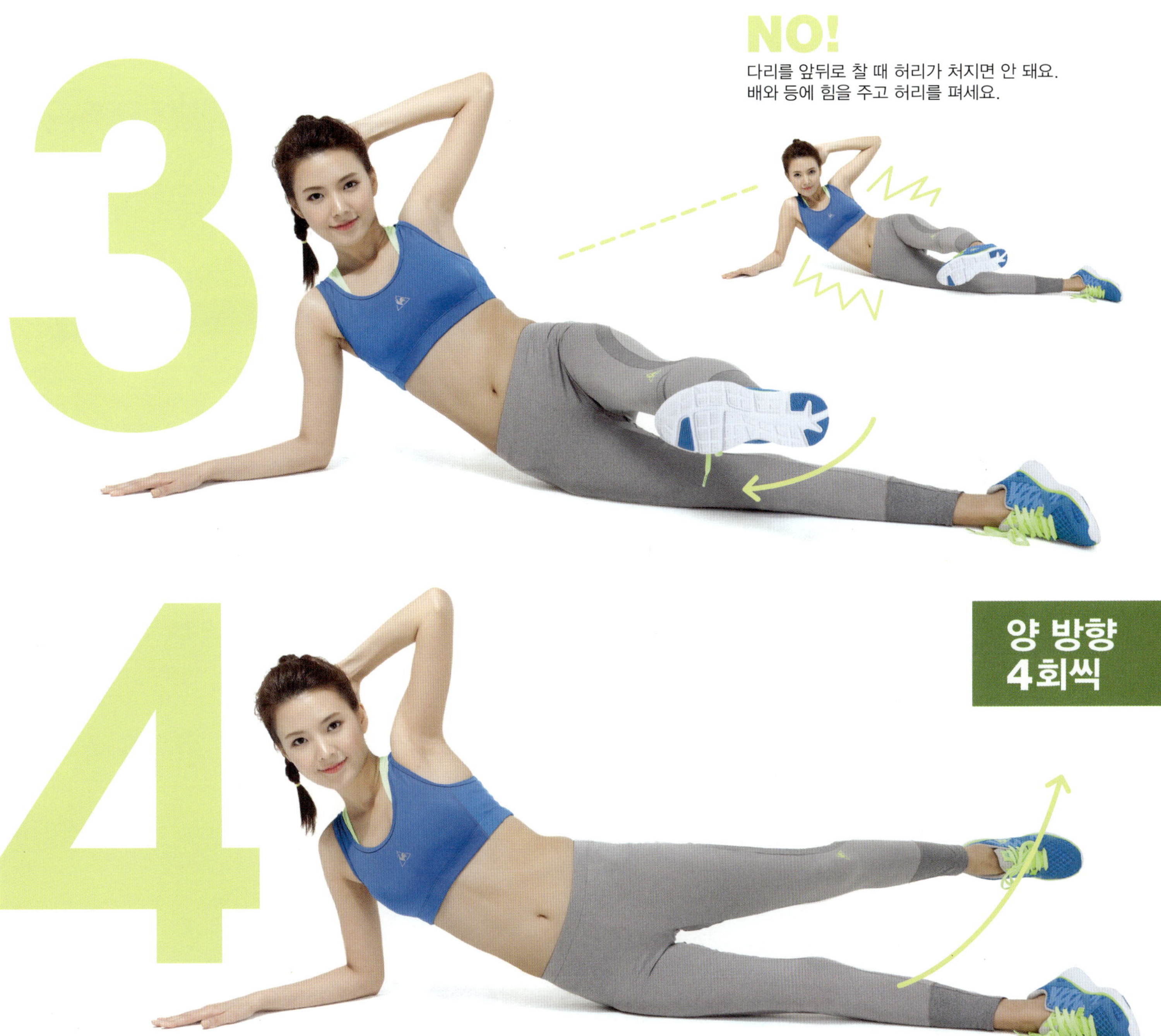



**4** 들어 올린 다리의 발끝을 펴고
뒤로 힘껏 차세요.

발을 앞뒤로 찰 때 몸통이
흔들리지 않게 배에 힘을 주세요.
이렇게 버티는 과정을 통해 복부의
X자 근육이 발달해 배를 납작하게
만들어 준답니다. 방향을 바꾸어
같은 동작을 실시하세요.

**3** 들어 올린 다리의 발목을
당기면서 앞으로 힘껏 차세요.

# 25 4th Week DAY · 여름이 두렵지 않아!
## 사이드 리프트

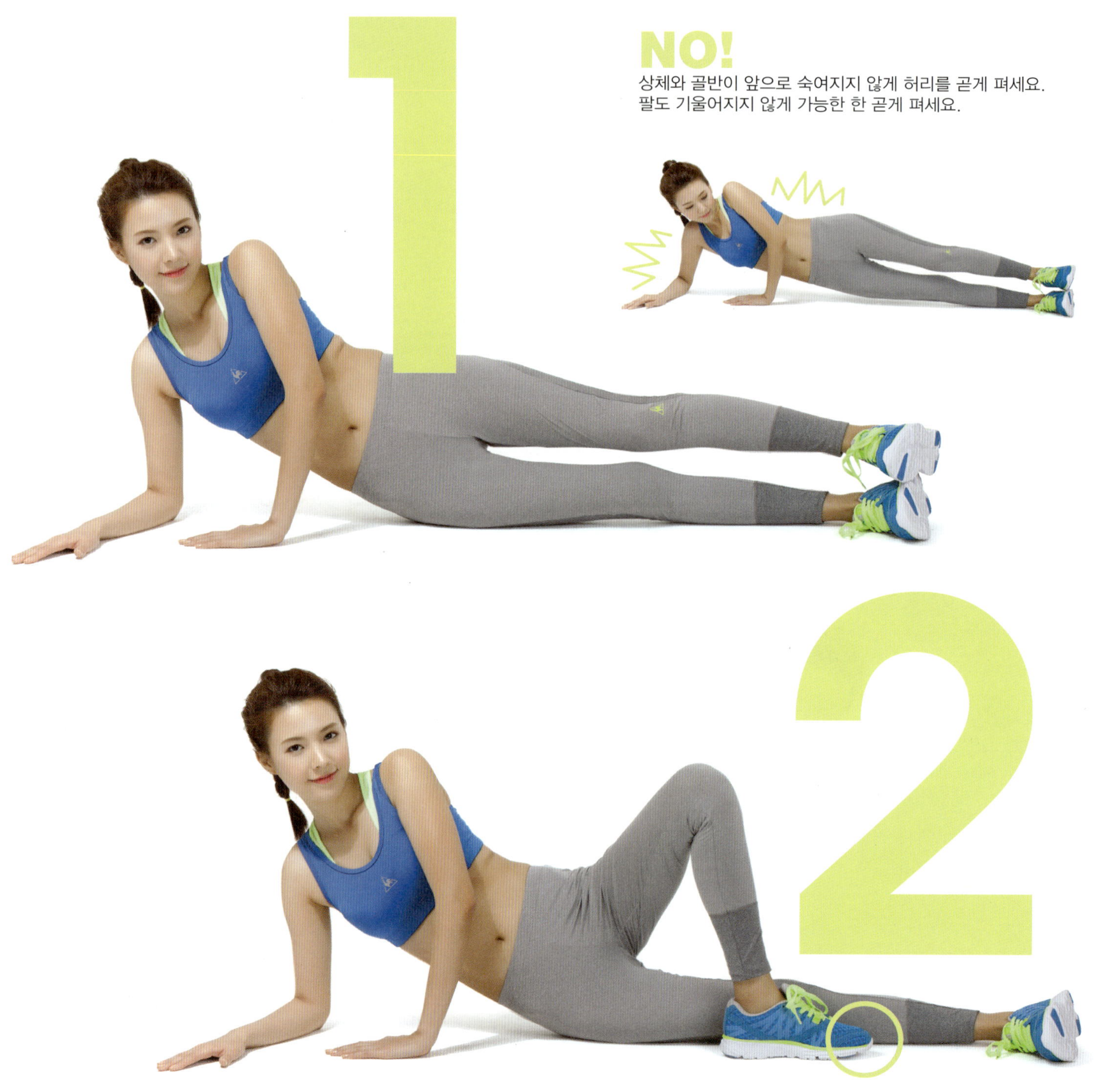


**1** 옆으로 누운 후 한쪽 팔꿈치와 한쪽 손을 바닥에 대고 몸을 지지하면서 상체를 위로 올리세요.

**2** 위쪽에 있는 다리를 구부려서 다른 쪽 다리 앞에 놓으세요.
구부린 다리의 발끝이 옆으로 수평이 되게 하세요.

| 운동 부위 | 운동 강도 | 운동 종류 |
|---|---|---|
| 복부/옆구리 | 약 ●—●—●—● 강 | 피트니스 |

운동의 강도가 점점 높아지고 있어요. 강도가 높아지는 만큼 바디 라인이 탄탄하게 잡히고 있다는 사실! 어제와 비슷하게 옆으로 누운 동작이지만 좀 더 다이내믹하게 다리가 움직인답니다. 복부와 옆구리 근육이 쫙 당겨지는 걸 느끼면서 힘껏 버텨 주세요. 강도 높은 동작이라 몸이 덜덜덜 떨리겠지만 그 순간을 즐기는 당신이 바로 올여름의 위너(Winner)랍니다!

**양 방향 4회씩**

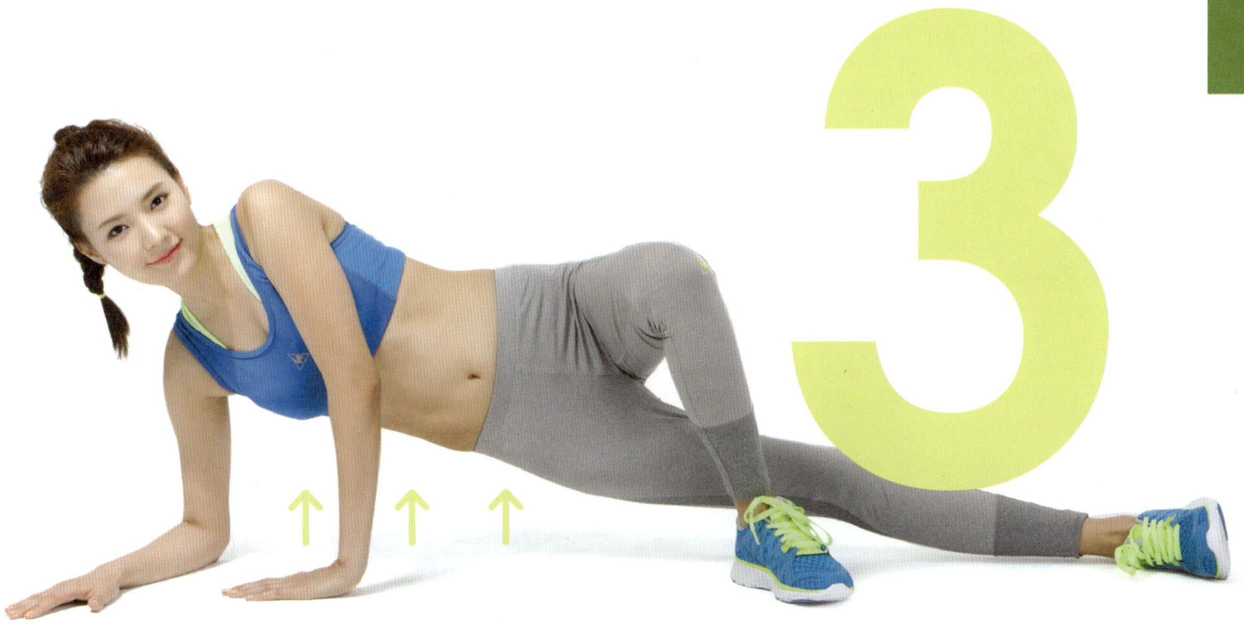

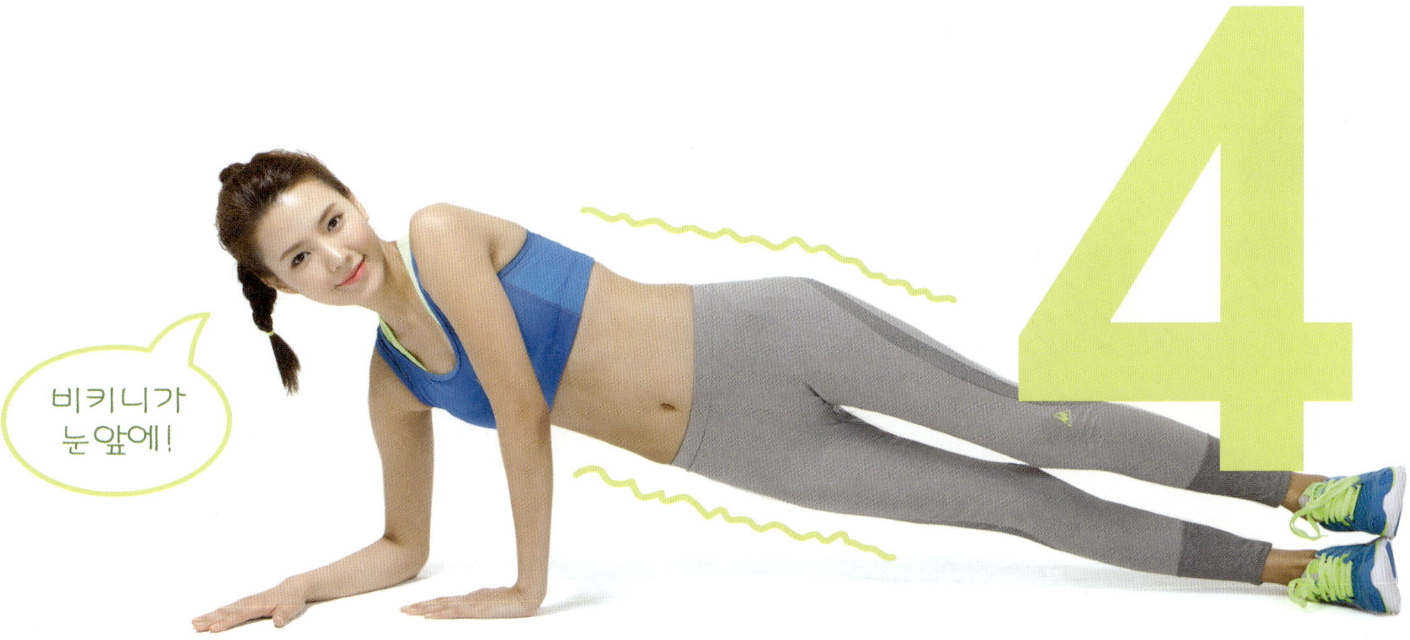


**3** **두 팔에 힘을 주고 상체를 번쩍 들어 올리세요.**
복부에 힘이 들어가고 옆구리 근육이 쫙 당겨지는 게 느껴질 거예요.

**4** **구부린 다리를 쭉 펴세요.**
방향을 바꾸어 같은 동작을 실시하세요.

# 26 DAY · 셀럽 몸매 따라잡아 볼까
## 레그풀 프런트

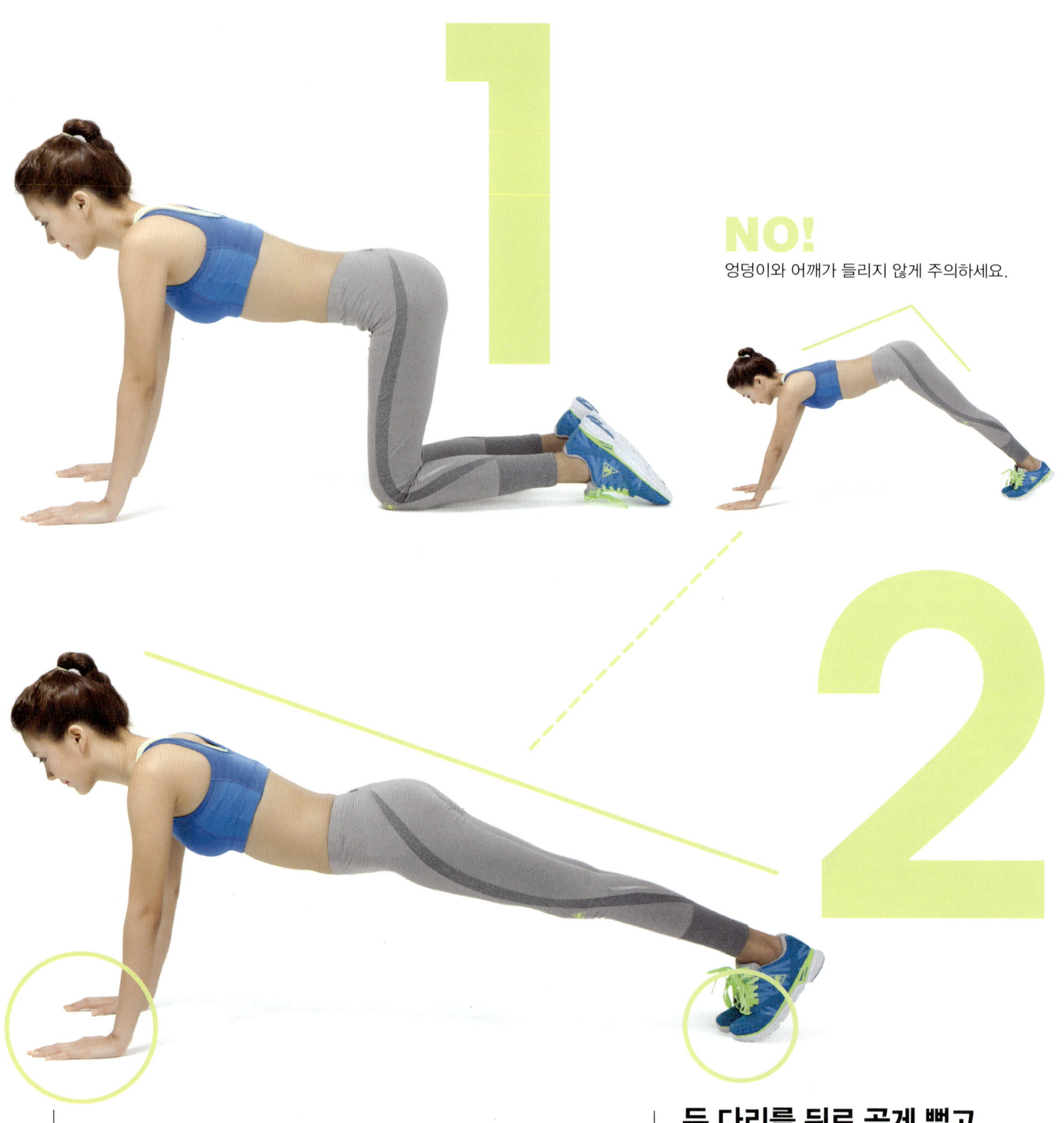



**1** 두 손을 바닥에 대고
무릎을 구부리세요.

**2** 두 다리를 뒤로 곧게 뻗고
두 손과 발끝으로
몸을 지탱하세요.

발가락을 세우고 엉덩이가 너무
올라가지 않게 배에 힘을 딱 주세요.
상체와 엉덩이, 다리가 전체적으로
일자를 이뤄야 해요.

오늘은 엎드려서 발끝과 손으로 몸을 지탱하는 레그풀 프런트(Leg Pull Front) 동작을 해볼게요. 버티고 쉬고 버티는 동작을 반복하면서 복근이 강화된답니다. 그냥 뱃살만 빠지는 게 아니라 스타들의 화보 속에 등장할 법한 근사한 복근을 만들 수 있어요. 등 전체 라인을 가꿔주는 데도 효과가 좋고 어깨를 펴주기 때문에 자세도 예뻐져요.

| 운동 부위 | 운동 강도 | 운동 종류 |
|---|---|---|
| 복부/등/어깨 | 약 ●——●——○—— 강 | 필라테스 |



**3**

NO!

허리가 바닥으로 꺼지지 않게 주의하세요.



**4**

양 방향
4회씩

**3** 한 다리를 일자로 들어 올린 후 15초 버티세요.

바닥에 양 손끝 너비만큼의 정삼각형을 그린 후 꼭짓점을 바라보세요.

**4** 다리를 내리고 10초 기다린 후 다시 같은 다리를 올리고 5초 버티세요.

다리 방향을 바꿔 같은 동작을 실시하세요.

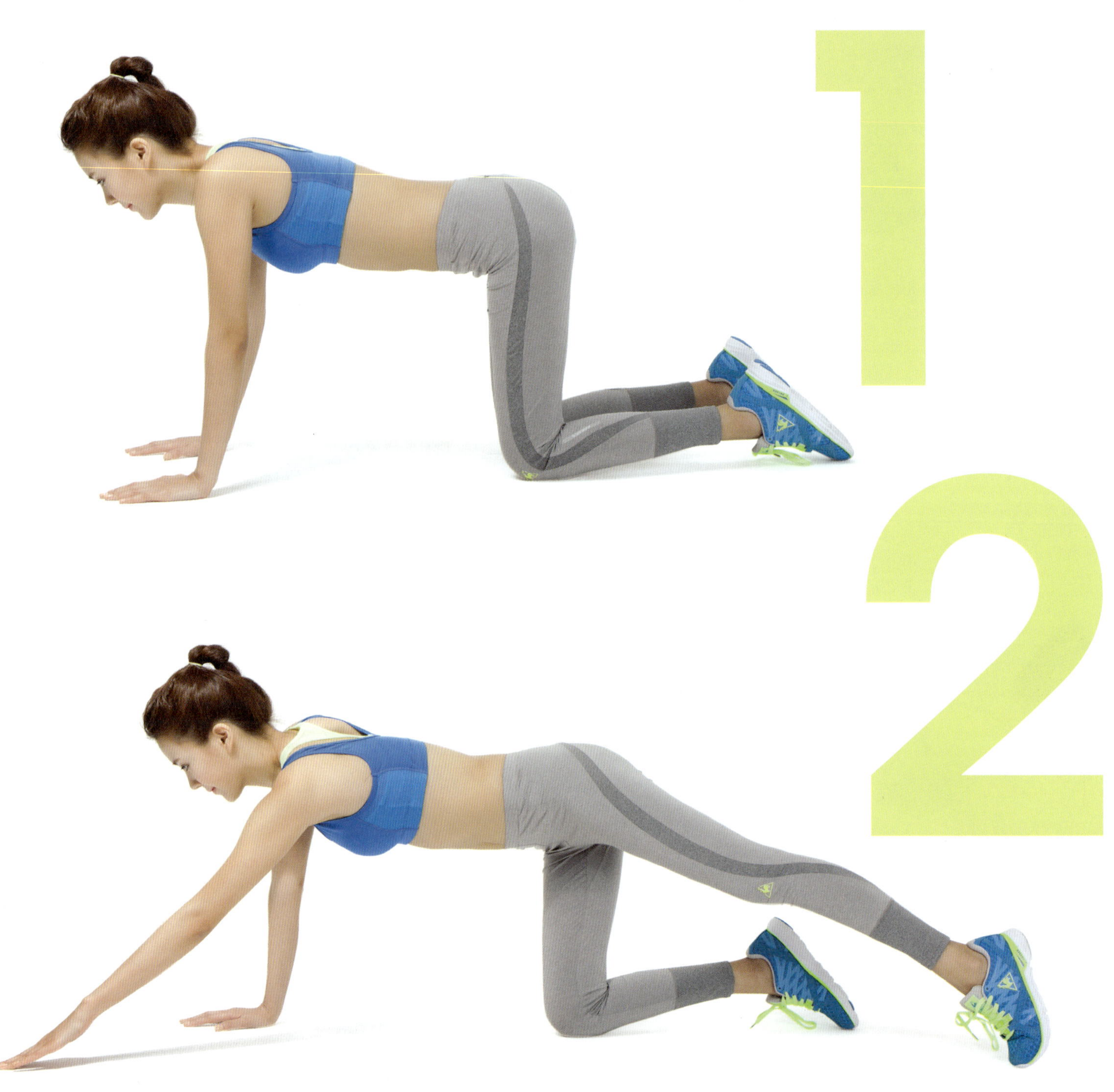

**1** 양손과 양 무릎을 바닥에 대고
엎드리세요.

**2** 왼팔은 앞으로 뻗고
왼다리는 뒤로 뻗으세요.

필라테스의 대표 동작인 닐링 사이드(Kneeling Side)입니다. 팔, 옆구리, 복부 등 상체 전체 근육을 쓰는 운동이에요. 납작한 배, 잘록한 허리, 슬림한 옆구리, 가느다란 팔이 모두 이 동작 안에 들어 있죠! 한 손과 한 무릎으로 몸을 지탱하고 다리를 들었다 내렸다 하는 운동인데, 다리를 움직이는 것보다는 몸이 흔들리지 않게 복부와 팔의 힘으로 버티는 것이 더 중요하답니다.



## NO!

다리를 너무 높게 들지 마세요.
다리가 너무 높아지면 엉덩이가 뒤로 빠지거나
골반이 처지게 된답니다.

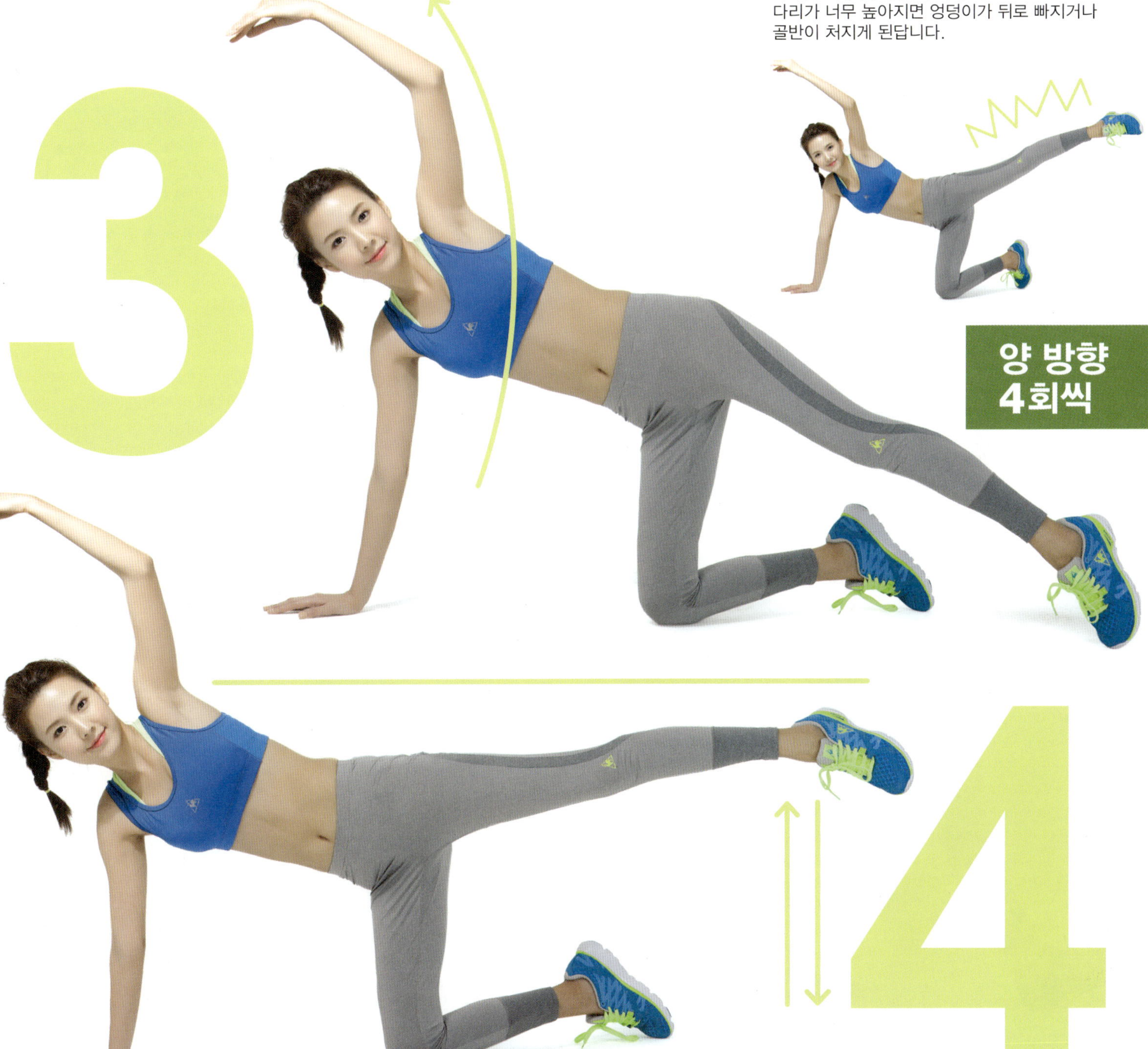

**양 방향
4회씩**

**3**

**오른손은 바닥에 그대로
댄 상태에서 왼팔을 귀 옆으로
올리세요.**

상체가 자연스럽게 앞쪽을 바라보게
됩니다. 바닥에 댄 손은 무릎과 거의
일직선으로 있어야 해요. 손이
몸 앞쪽으로 많이 나와 있으면
손목에 부담이 가게 됩니다.

**4**

**왼팔을 올린 상태를 유지하면서
왼발을 곧게 올렸다가
천천히 내리세요.**

다리는 올릴 수 있는 만큼만 올리세요.
다리 높이는 중요하지 않아요.
버티는 힘이 더 중요하답니다.
다리를 바꿔서 같은 동작을 실시하세요.

## 허리 통증 해소해주는
## 마사이 워킹

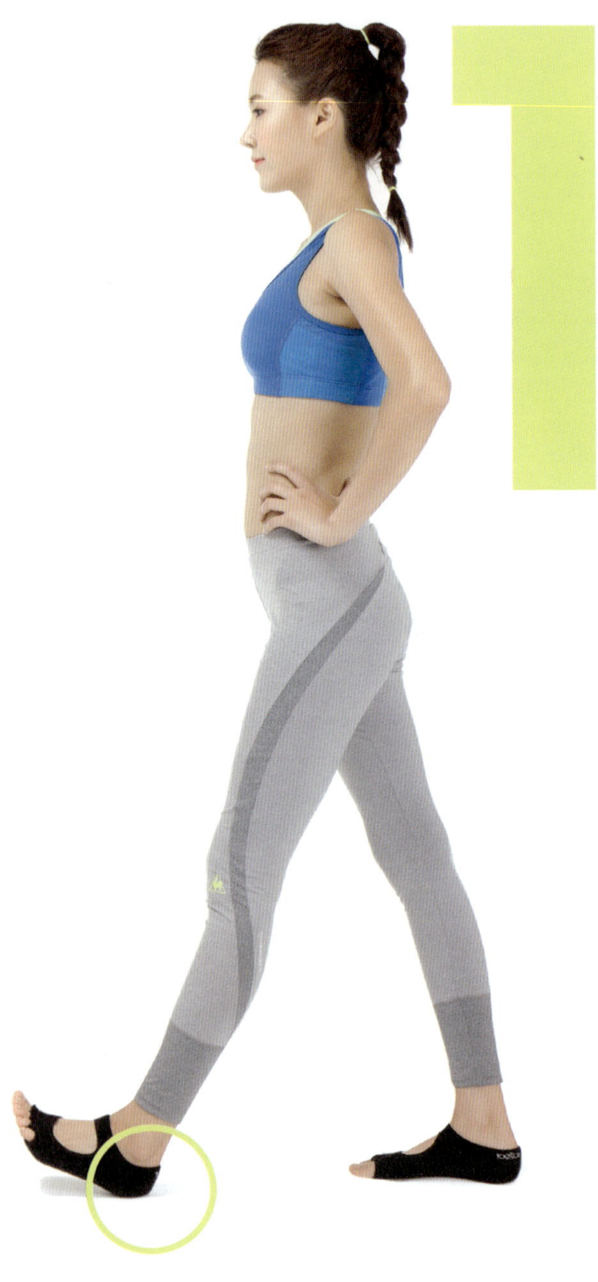

**1**

**2**

**TIP**

거실에 박스테이프를
두 줄로 붙여 놓고
그 위를 걸으면서
연습해 보세요.

**1** 앞으로 나간 발의 뒤꿈치를
먼저 땅에 대세요.

**2** 앞발 전체가 땅에 닿는 동시에
뒤쪽에 있는 발의 뒤꿈치를
드세요.

앞발이 뒤꿈치 → 발볼 → 발가락
순으로 땅에 닿아야 해요.

걷기만 '제대로' 해도 충분히 운동이 된답니다. 하지만 대부분 잘못된 자세로 걷고 있다는 게 문제! 운동은커녕 등이 굽고 척추가 비틀어지는 등 몸의 밸런스를 망치고 있는 걸음걸이가 많아요. 오늘은 건강 워킹으로 알려진 마사이 워킹법을 배워봅시다. 마사이 부족의 걷기 방식인데, 이렇게 걷는 마사이 부족은 디스크 환자가 없다고 하네요.



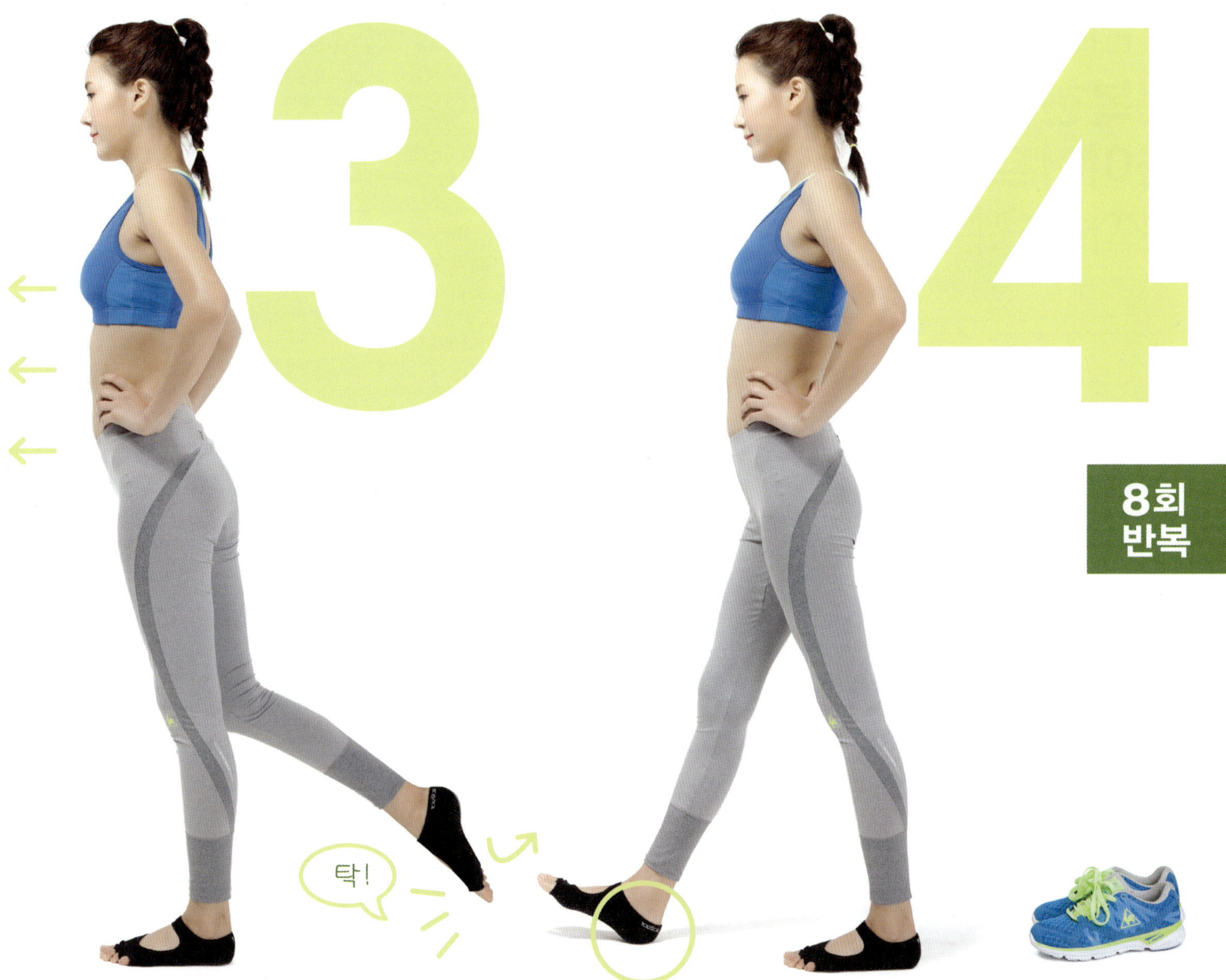



## 3

**뒷발 발가락으로 땅을 "탁!" 밀어내듯이 힘을 주면서 걸음을 떼세요.**

발끝의 추진력으로 상체를 조금씩 밀어 앞으로 가는 거예요. 발가락이 살짝 꺾이면서 허리에 완충 작용을 해요. 그래서 걸을 때 허리가 받는 충격이 덜하답니다.

## 4

**뒷발을 앞으로 내밀고 뒤꿈치부터 땅에 댄 후 다시 걸으세요.**

발바닥이 통으로 바닥에 닿는 게 아니라 뒤꿈치 → 발볼 → 발가락 순으로 땅에 닿게 하면서 발가락의 추진력으로 걷는 게 포인트예요! 해보면 결코 쉽지 않답니다. 일상에서 꾸준히 실천해 보세요.

# **Q&A** 요요 없이 오래오래 예쁘려면

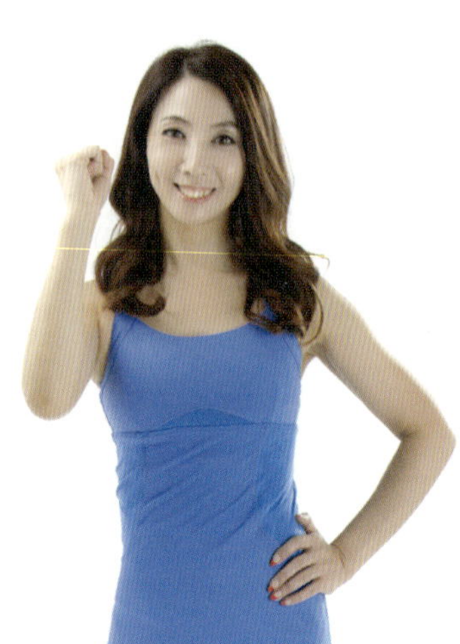



## | 상체에서 요요가 가장 잘 오는 부위는 어디예요?

복부 요요가 제일 빨리 와요. 그러니까 다른 운동 다 안 하더라도 옆구리 스트레칭은 꼭 해주세요. 몸통을 로테이션 시키는 동작이 X자 근육을 발달시키기 때문에 배가 나오는 걸 막아줘요.

스트레칭 할 시간조차 없으면 가끔 몸통을 돌려서 뒷사람과 30초씩 얘기라도 하세요. 그것만으로도 옆구리 로테이션이 된답니다. 그것도 귀찮으면 책상에 앉아 있을 때 한 번씩 옆구리를 기울여 옆으로 쓰러지는 동작이라도 하세요. 이것만 해도 옆구리가 운동을 합니다.

## | 상체 관리한 거 팍팍 티낼 만한 옷으로 어떤 게 좋을까요?

관리했다고 너무 확 보여주는 건 별로 매력 없답니다. 상체 전체 실루엣을 강조하고 싶다면 딱 붙는 옷보다 살짝 속이 비치는 시스루룩이 더 섹시해요. 약간 비치는 화이트 와이셔츠도 완전 예쁘죠. 쇄골을 보여주고 싶을 땐 앞쪽이 너무 많이 파인 옷보다 쇄골이 약간 보이는 브이넥이나 라운드넥이 무심한 듯 시크해요.

몸매를 드러내고 싶을 땐 러블리한 스타일은 가능한 한 피하세요. 옷이 러블리하면 몸에 시선이 잘 안 가거든요. 단정하고 심플한 옷을 입어서 옷이 아니라 몸이 부각되게 하세요.

## | 상체가 예뻐 보이는 포즈를 알려주세요.

일단 턱을 너무 들지 마세요. 턱이 올라가면 목이 경직되고 쇄골이 너무 펴져서 모양이 예쁘지 않아요. 턱밑에 오렌지 하나 끼우고 있다는 느낌으로 턱을 살짝 당기세요.

어깨는 차분히 아래로 내릴 것. 어깨가 목을 향해 올라가 있으면 팔뚝이 굵어 보여요. 가슴이 도드라지게 하려고 어깨를 너무 뒤로 당기면 쇄골이 위로 올라가서 일자 모양이 흐트러지니 그것도 주의! 

팔이 너무 앞으로 가거나 너무 뒤로 가면 굵어 보여요. 팔은 몸과 같은 라인에서 살짝 뒤로 가 있어야 얇아 보여요. 어깨를 둥글게 한 바퀴 돌린 후 팔을 내리면 팔이 평소보다 약간 뒤로 간 느낌이 들 거예요. 이 위치가 딱 좋은 팔 위치! 팔이 얇아 보이는 데다 어깨가 펴지고 쇄골이 일자가 돼서 딱 예쁘답니다.

걸을 때 뒤꿈치를 살짝 드는 것도 좋아요. 그러면 체중이 앞으로 실리면서 복부에 힘을 주게 되고 척추가 펴져서 상체 실루엣이 전체적으로 예쁘게 정돈돼요. 특히 척추가 바르게 서 있으면 굉장히 자신감 있어 보인답니다.

## | 비키니 입기 직전에 마지막으로 체크할 건 없나요?

그동안 착실히 몸매 관리 했다면 당당하게 비키니 입어주는 일만 남았겠네요! 하지만 이건 꼭 체크! 팔꿈치, 무릎에 각질이 있지는 않은지? 그리고 피부에 멍이 든 곳은 없는지? 여자들이 워낙 여기저기 잘 부딪치니까 자기도 모르는 사이 멍이 들어 있는 경우가 많아요. 기껏 몸매 예쁘게 관리해 놓고서 퍼렇게 멍을 찍어 놓고 있으면 아무래도 효과가 반감되지요. 마지막으로, 현재 자신이 보여줄 수 있는 최상의 몸매를 보여주고 싶다면, 비키니 입는 날은 화끈하게 굶어 버리세요. 그래야 부기 쏙~ 빠진 베스트 바디 라인을 자랑할 수 있어요. 밥을 꼭 굶어야 하냐고요? 뭐, 이건 선택의 문제. 하지만 연예인들도 최상의 모습을 위해 다 그렇게 한답니다. 뭐든 공짜는 없어요. 하는 만큼 결과가 나오는 거랍니다.

## | 바디 슬리밍 제품, 효과 있나요?

네, 어느 정도 효과가 있긴 해요. 하지만 드라마틱하게 지방을 싹~ 제거해주진 않아요. 그렇다면 세상에 뚱뚱한 사람이 어디 있겠어요. 특히 부자들은 다 슬림하겠죠?

그리고 1만 원짜리 베이비 로션으로도 10만 원을 호가하는 고가 슬리밍 제품 못지않은 효과를 낼 수 있어요. 어떻게 하냐면, 1만 원짜리 로션을 10만 원짜리 로션이다~ 하고 생각하면서 바르면 돼요!

비싼 로션을 구입하면 조금씩 덜어서 최대한 골고루 문지르는데, 저렴한 로션은 퍽퍽 짜서 슥슥 대충 바르고 말죠. 그런 마음가짐으로, 비싼 로션을 바르듯 최대한 정성스럽게 온몸에 골고루 문질러주면(완전히 몸에 흡수될 때까지) 그것 자체로 마사지가 돼서 몸의 혈액순환을 돕고 지방 분해와 부기 제거에 도움이 된답니다. 그러니까 중요한 건 어떤 로션이냐가 아니라, 로션을 얼마나 정성스럽게 발라주느냐 하는 것이죠.

참고로, 샤워 후에는 얼굴 크림보다 바디크림을 먼저 발라야 해요. 얼굴보다 몸의 모공이 먼저 닫히기 때문이죠. 욕실에 바디크림을 뒀다가 샤워 후 바로 바르면 OK! 그리고 손에 덜지 말고 몸 위에 바로 바디크림을 바른 후 손등으로 문질러 바르세요. 그렇지 않으면 상당량이 손바닥에 흡수돼 버리거든요. 등에 바디크림을 바를 때는 손등에 바디크림을 묻힌 후 어깨 뒤로 문지르면 편리해요. 바르는 방향은 혈액이 흐르는 반대 방향으로 할 것! 아래에서 위로 쓸어 올리듯 발라주면 혈액순환이 촉진돼 마사지 효과가 있답니다.

## | 풋크림 꼭 써야 하나요?

Yes! 풋크림에는 발을 릴랙스 시켜주는 다양한 성분이 함유돼 있어서 발의 피로를 풀어주는 데 도움이 된답니다. 그리고 가능하면 바디크림을 온몸에 다 바르지 말고 손과 발은 각각 전용 크림을 따로 써주는 게 좋아요. 왜냐면 손과 발은 우리 몸통 부위의 피부와 다른 조직을 가지고 있거든요.

## | 갑자기 살이 빠져서 그런지 몸에 탄력이 좀 떨어진 것 같아요.

몸에 탄력을 주고 싶으면 입욕을 많이 하세요. 따뜻한 물에 몸을 담그면 혈액순환이 잘 돼서 피부가 고와지고 피부의 수축과 이완을 도와 탄력이 좋아진답니다. 부기가 빠지는 데도 도움이 되지요. 목욕용 소금도 삼투압 작용으로 열전도율을 높이기 때문에 효과가 좋아요.

집에 욕조가 없다면 샤워기로 워터 마사지하세요. 샤워기 물을 세게 튼 후, 한 번에 쓸어내리지 말고 각 부위별로 천천히 오래 대면서 몸 구석구석을 따뜻하게 데워 주세요. 그렇게 각 부위를 자극해주면 혈액순환이 원활해지면서 피부가 탱탱해진답니다.

그리고 목욕할 때마다 내 몸을 정성스럽게 만져주기! 여기저기 쓸어주고 토닥토닥 두드려주고 주물러주면서 엄마가 아이를 다독이듯이 내가 나를 스킨십 해주세요. "아, 예쁘다~" 칭찬도 해주면서! 마사지 효과도 물론 있지만, 이렇게 내가 내 몸을 예뻐해주고 칭찬해주고 정성스럽게 관리해주면 몸은 당연히 아름답게 변화할 수밖에 없답니다.

# 5

LAST
WEEK
29-30
DAY
&SPECIAL

## 30일 운동 마지막 주  상체편

드디어 대망의 마지막 주! 근력을 더욱 탄탄하게 강화시키고 전체 실루엣을 매끄럽게 쭉 늘려주는 운동으로 마무리해 볼까요? 숨 막히게 바쁜 현대인들을 위해 일상 틈틈이 실천할 수 있는 스마트한 운동법들도 소개합니다.

# 모두가 부러워하는 실루엣 만들기
## 고양이 자세 & 말 자세

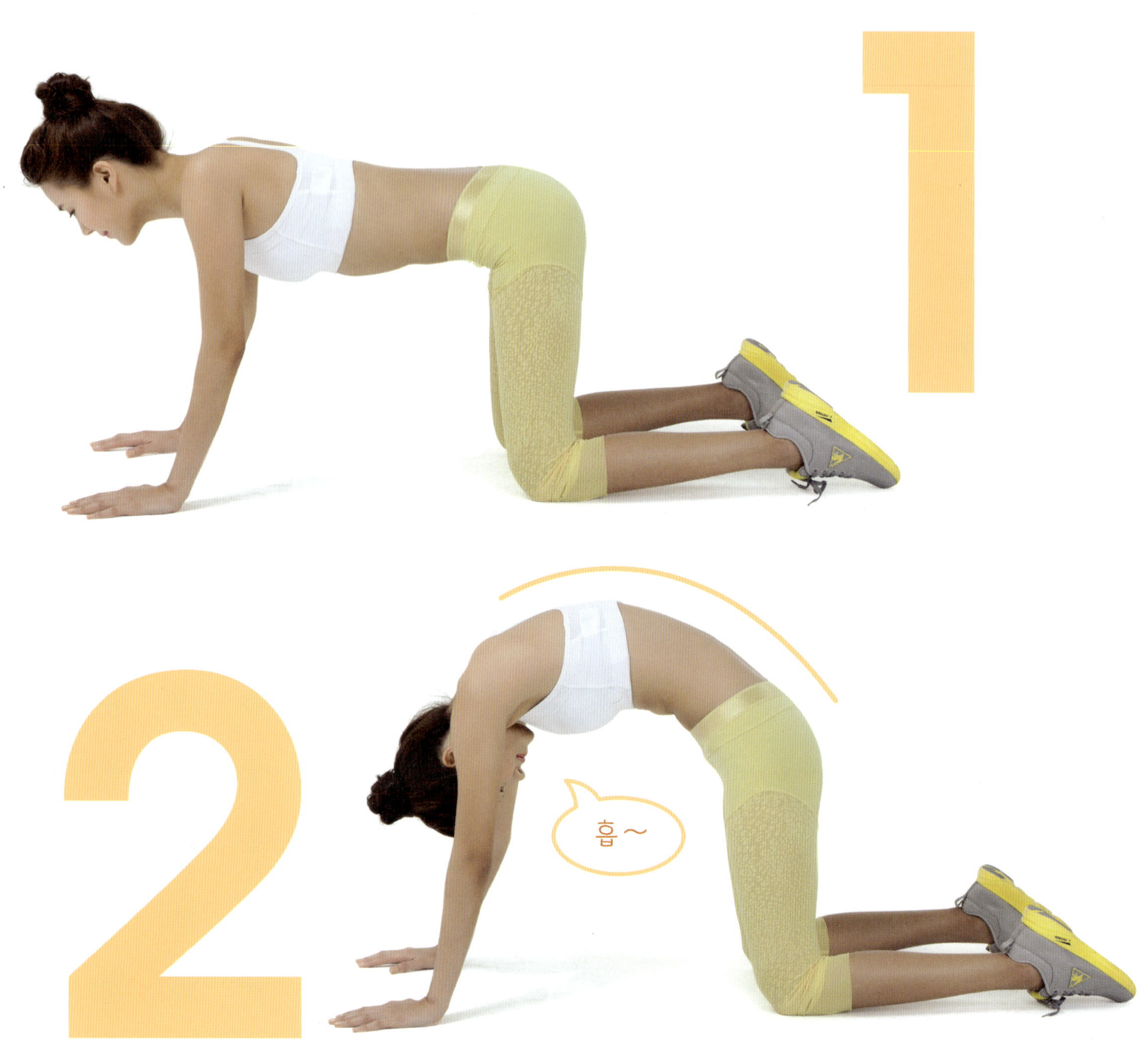


**1** 양손과 양쪽 무릎을 바닥에 대고 엎드리세요.

**2** 숨을 들이마시면서 등을 동그랗게 말아 올리고 시선은 무릎을 향하세요.

고양이 자세입니다. 배꼽을 천장을 향해 끌어 올린다는 느낌으로 등을 위쪽으로 올리세요.

요가의 한 동작인 고양이 자세와 말 자세는 상체 전체 실루엣을 슬림하게 잡아주는 데 아주 효과적이에요. 척추를 유연하게 하는 데도 도움이 되지요. 하지만 잘못된 동작으로 하는 사람들이 많은 것 같아요. 이번에 동작을 정확하게 익혀 주세요. 꾸준히 실시하면 모두가 부러워하는 상체 실루엣을 만들 수 있을 거예요.



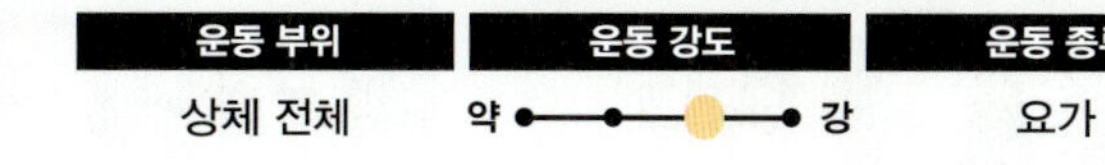

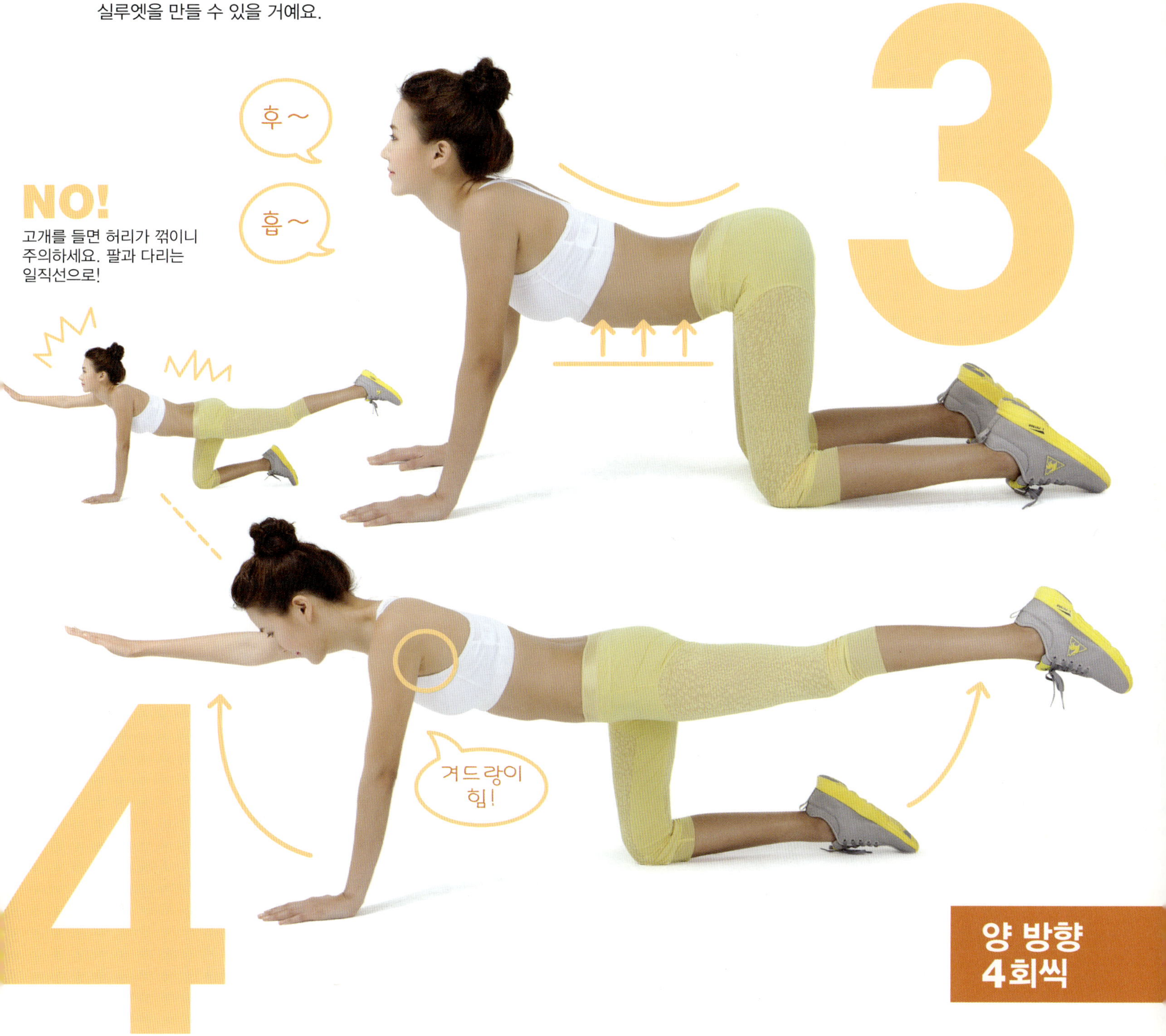

**NO!**
고개를 들면 허리가 꺾이니 주의하세요. 팔과 다리는 일직선으로!



| 3 | 숨을 내쉬고 다시 들이마시면서 엉덩이를 뒤로 빼고 고개를 들어 정면을 바라보세요. |
|---|---|

말 자세입니다. 배가 아래로 처지지 않게 배를 위로 올리듯이 힘을 주세요.

| 4 | 한쪽 팔과 다른 쪽 다리를 일직선으로 곧게 들어 올린 후 3초 버티세요. |
|---|---|

겨드랑이에 연필을 하나 끼워 놓은 듯이 힘을 꽉 주세요. 시선은 아래쪽을 바라보세요. 팔, 다리를 바꿔 같은 동작을 실시하세요.

# 30 Last Week DAY | 비키니 앞에 당당해지자!
## 푸시업

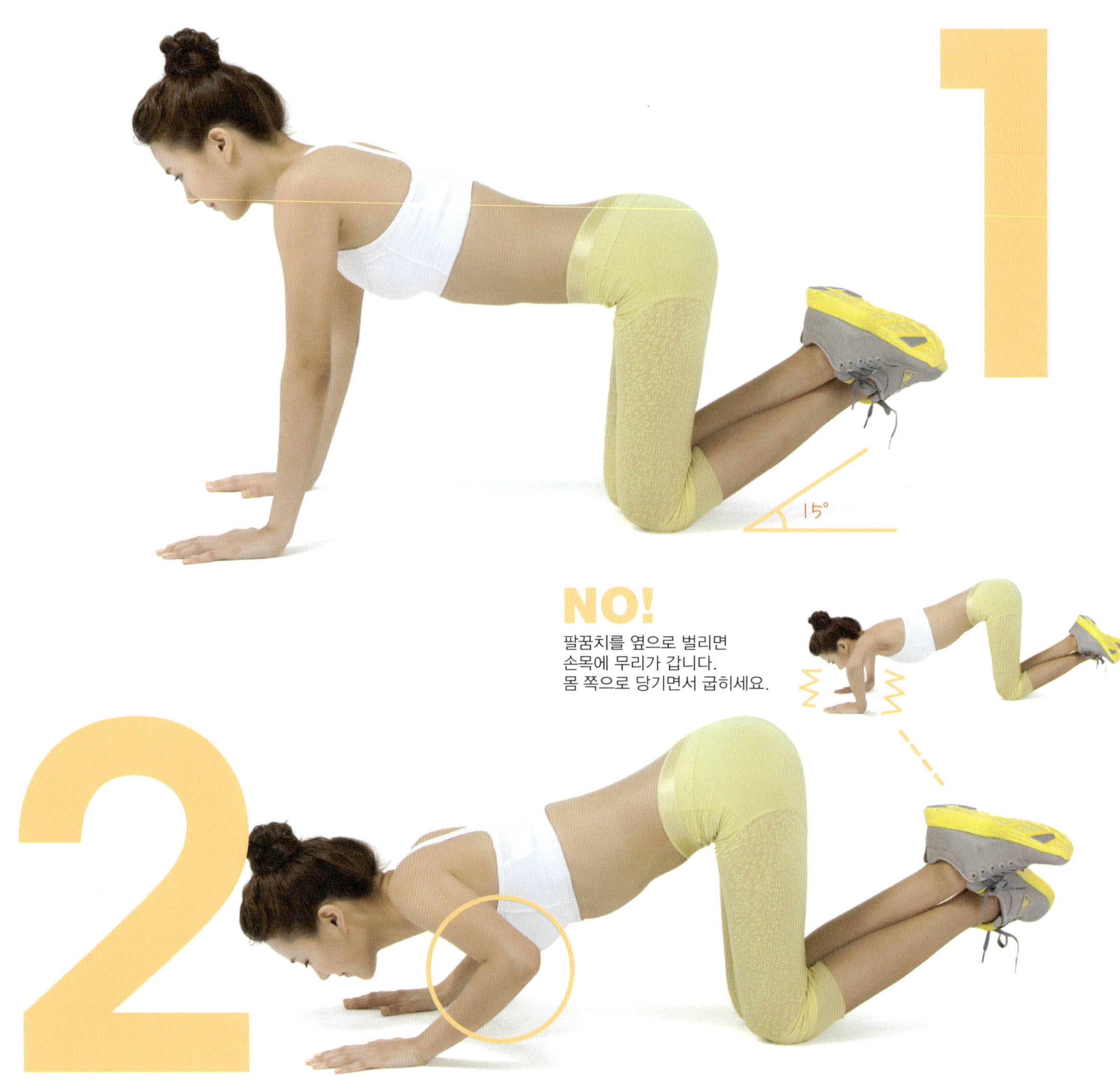



**1** 양손을 바닥에 대고 엎드린 후
두 다리를 서로 꼬고
발을 위로 올리세요.

양발이 바닥에서 15도 정도
떠있어야 해요.

**2** 팔꿈치를 몸 쪽으로 당기면서
굽히고 상체를 아래로 내린 후
버티세요.

내려갈 수 있는 만큼 내려가고
버틸 수 있는 만큼 버티세요.

벌써 마지막 날이에요. 끈기 있게 여기까지 잘 따라온 당신! 이미 비키니 따윈 두렵지 않죠? 강도 높은 운동의 대명사. 푸시업(Push up)으로 파워풀하게 마지막을 장식해 봅시다. 땀이 흐르고 몸이 떨리는 순간을 즐겨 보세요. 지금의 1초, 1초가 쌓이면서 몸은 더 예쁘고 건강해진답니다.

| 운동 부위 | 운동 강도 | 운동 종류 |
| --- | --- | --- |
| 상체 전체 | 약 ●━●━○━● 강 | 피트니스 |

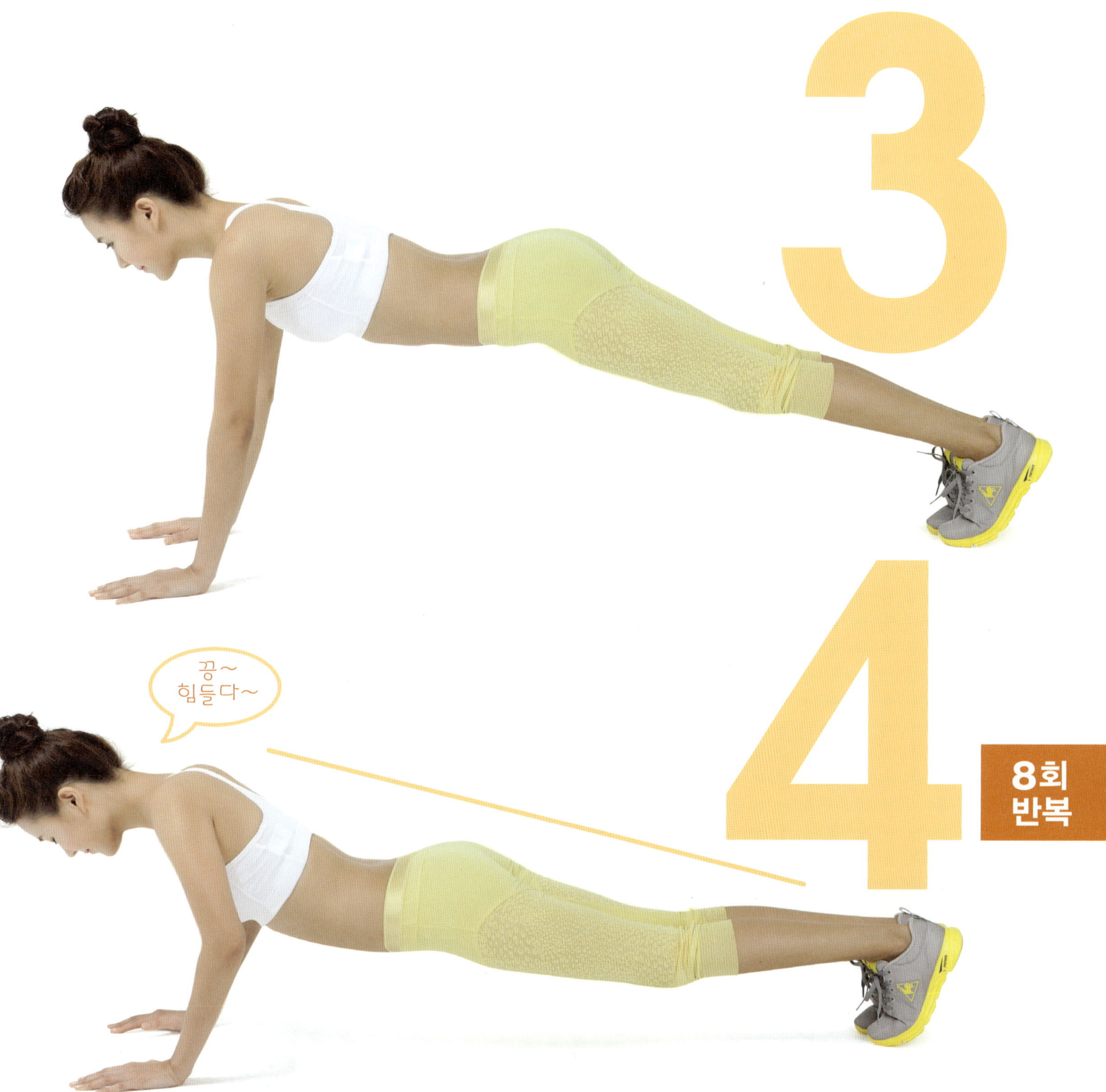


**3**회

**8회
반복**

**3** 팔과 다리를 쭉 펴고
손바닥과 발끝으로
몸을 지탱하세요.

**4** 팔꿈치를 몸 쪽으로 당기면서
몸통을 아래로 내린 후 버티세요.

몸이 거의 평행이 되게 유지하며
내려가세요. 내려갈 수 있는 만큼
내려가고 버틸 수 있는 만큼 버티세요.

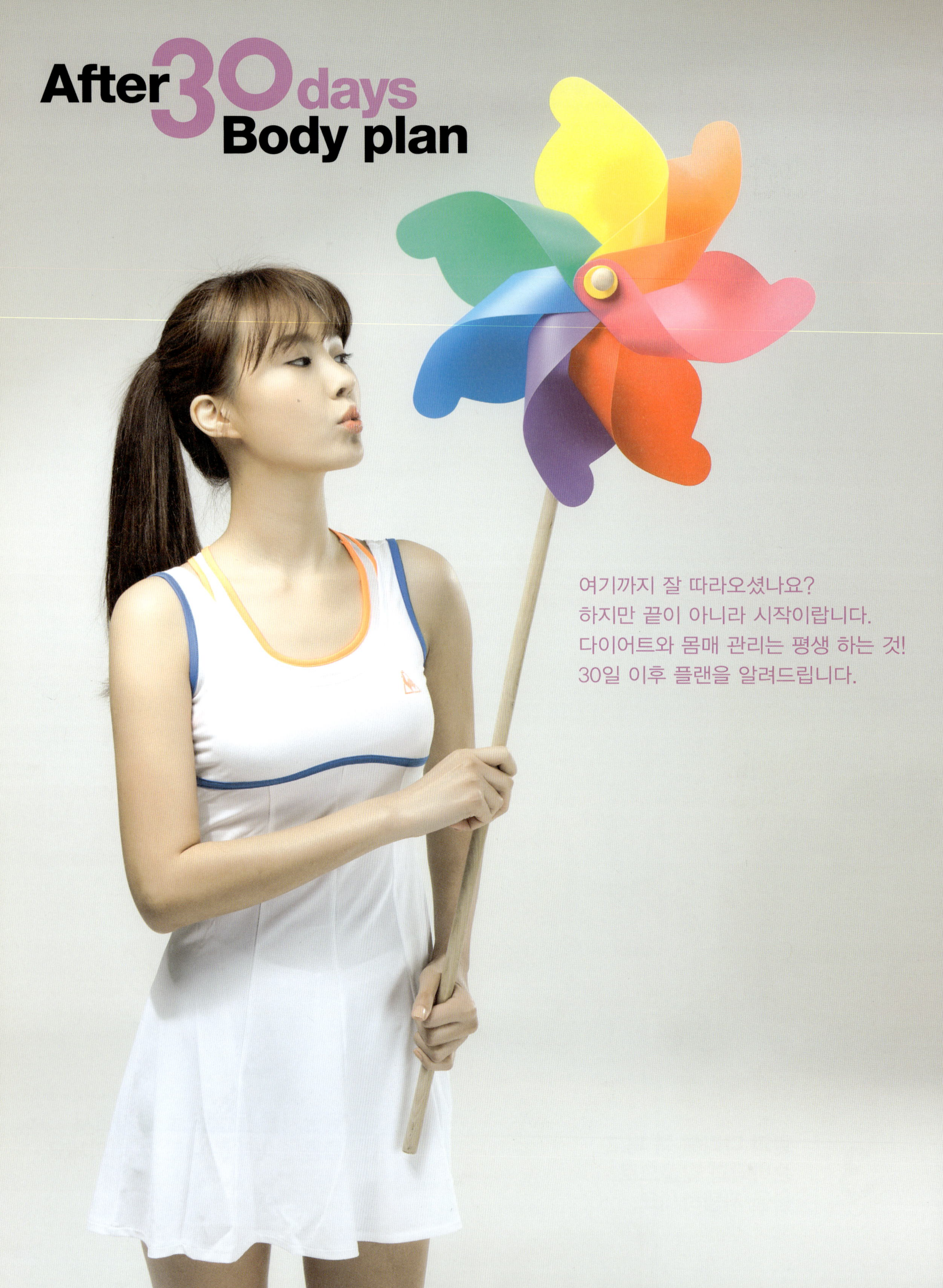
After30days
Body plan

여기까지 잘 따라오셨나요?
하지만 끝이 아니라 시작이랍니다.
다이어트와 몸매 관리는 평생 하는 것!
30일 이후 플랜을 알려드립니다.

## 완벽형
## PLAN
# 30
### minutes

매일 30분씩 1day부터 30day 운동까지 차례차례 모두 실시하면 Perfect! 각 동작 횟수는 할 수 있는 만큼! 숨이 약간 차는 정도까지면 OK!

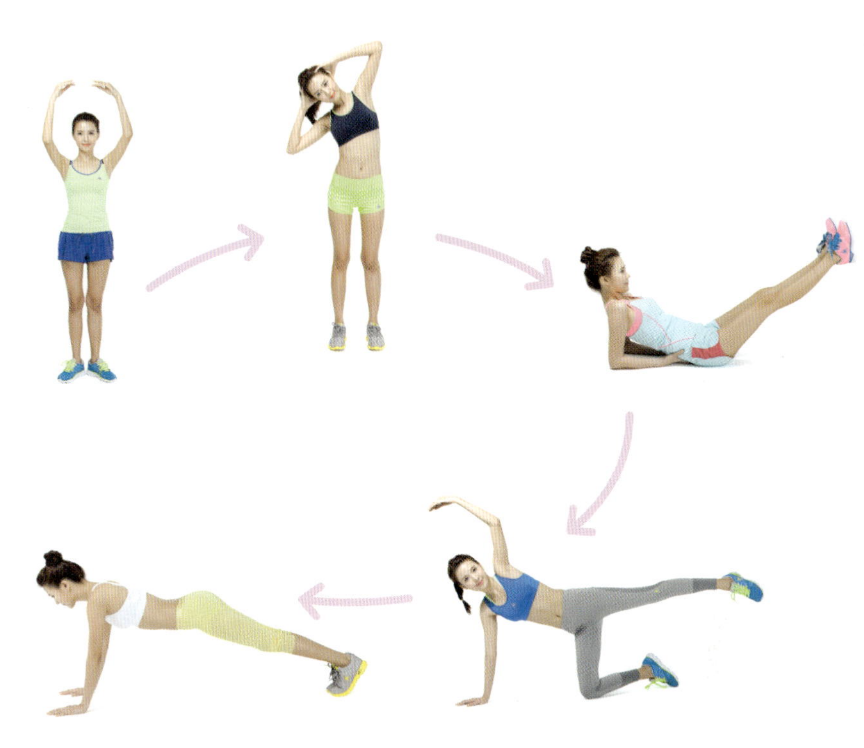


## 핵심형
## PLAN
# 30
### minutes

30일 전체 프로그램의 요점 정리판! 외워두면 책이 없어도 언제 어디서든 할 수 있어요. 매일 30분 이내 할 수 있는 만큼 반복하세요.

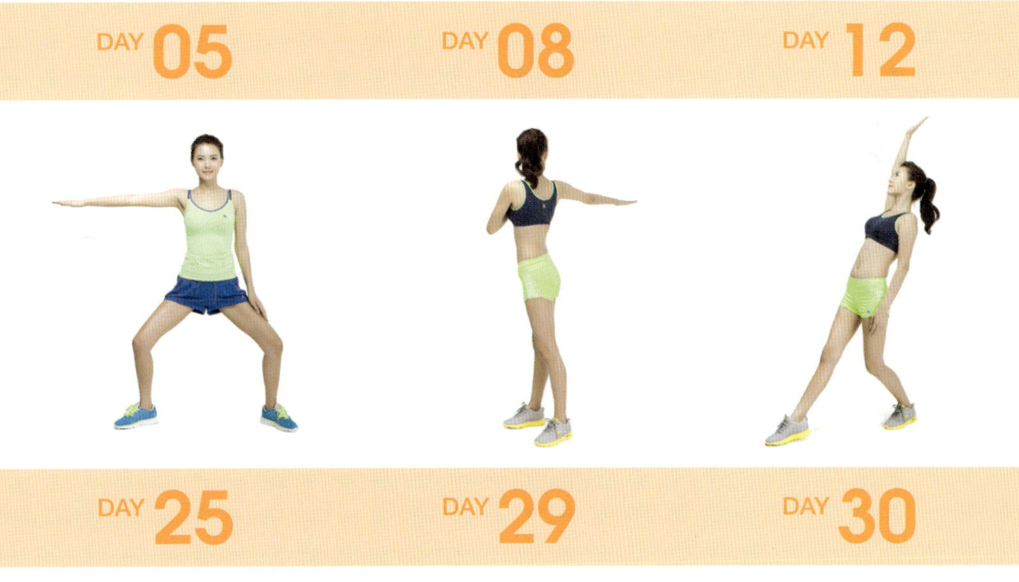


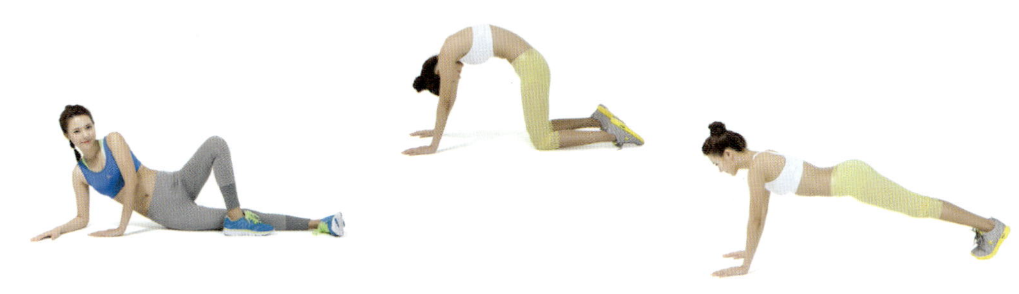

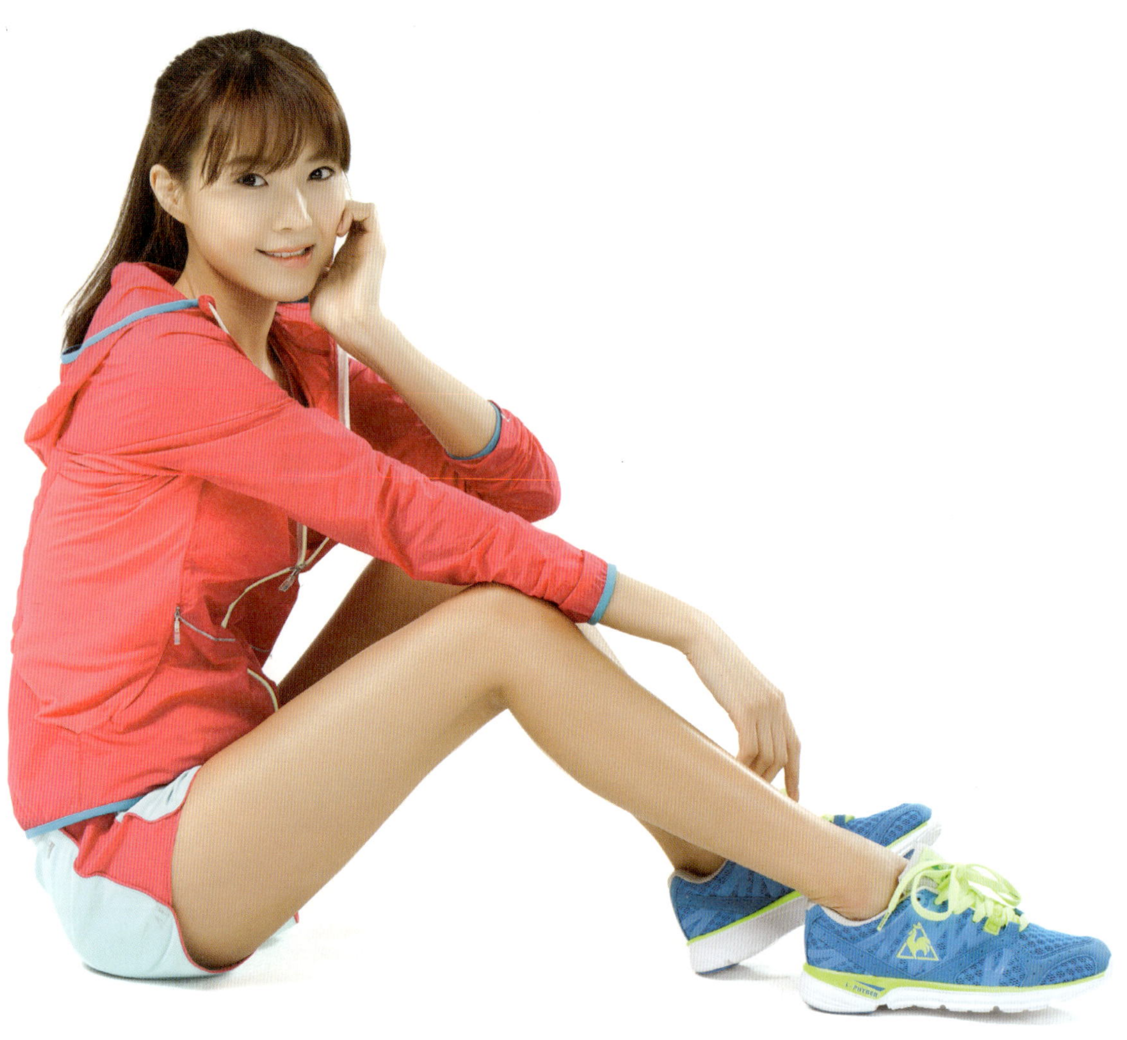



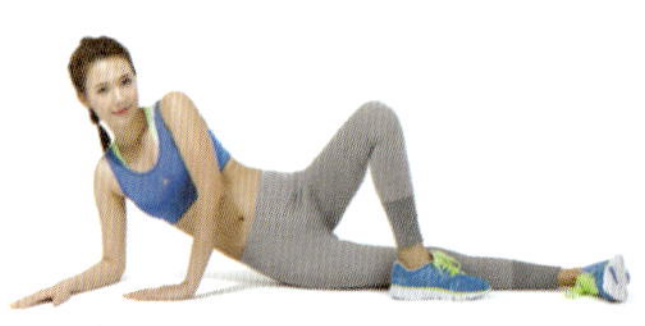
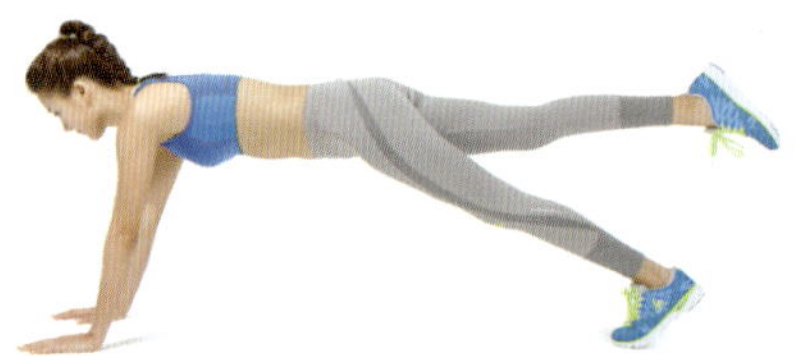



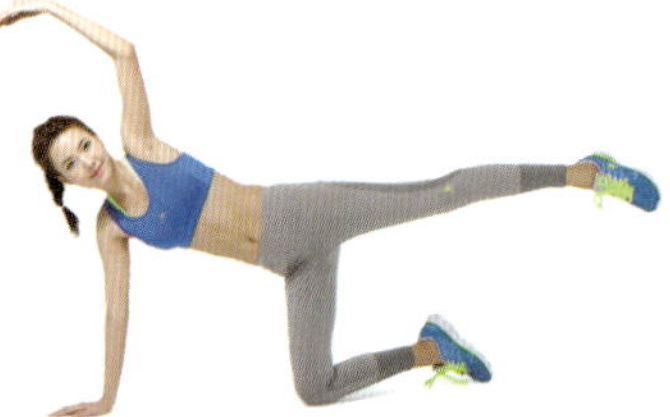
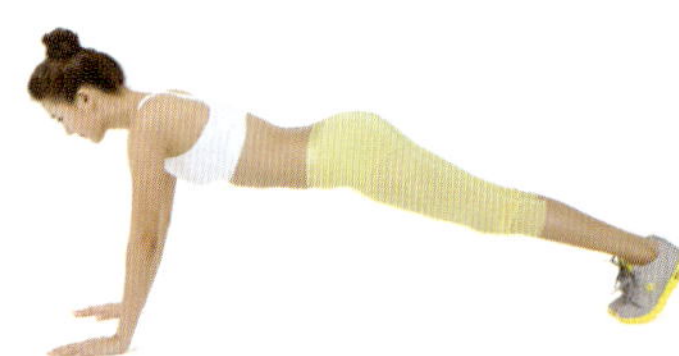

## 체중감량형 PLAN

# 30
minutes

통통녀들을 위한 플랜입니다. 살을 빼는 데 좀 더 집중하고 싶다면 강도 높은 운동 위주로 실시하세요. 30분 이내 할 수 있는 만큼 반복하세요.

## 목·어깨 집중형 PLAN

# 30 minutes

목과 어깨가 드러나는 옷을 입어야 하는 날을 앞두고 있을 땐 그 부위에 좀 더 집중하면 좋겠죠. 30분 이내 할 수 있는 만큼 반복하세요.

**DAY 01**  **DAY 02**  **DAY 03**  **DAY 09**

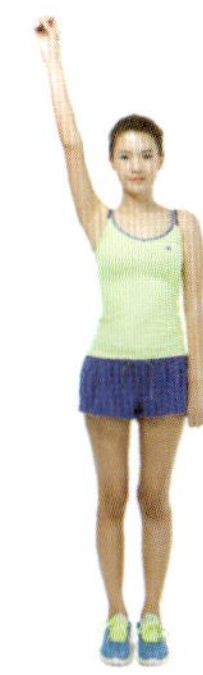 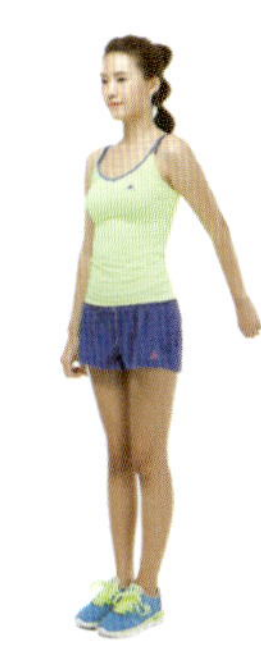 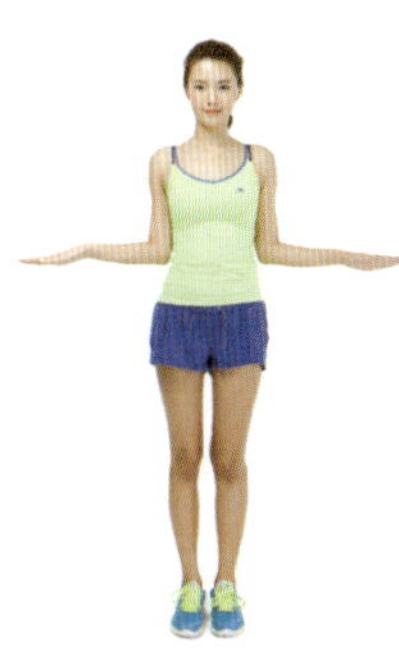 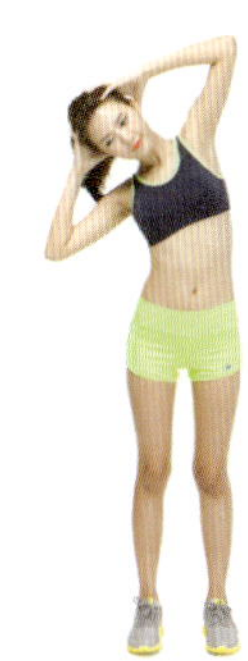

## 팔뚝 집중형 PLAN

# 30 minutes

노출의 계절 여름이 다가올 때는 팔뚝살 미리 관리해줘야 하겠죠? 30분 이내 할 수 있는 만큼 반복하세요.

**DAY 01**  **DAY 02**  **DAY 04**  **DAY 06**

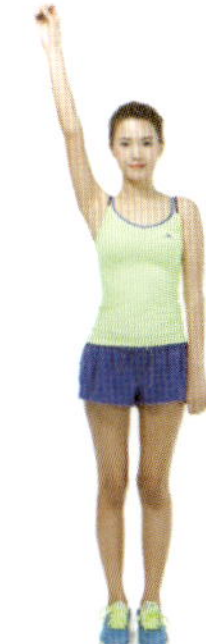 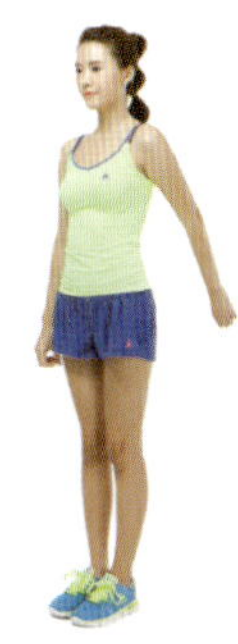 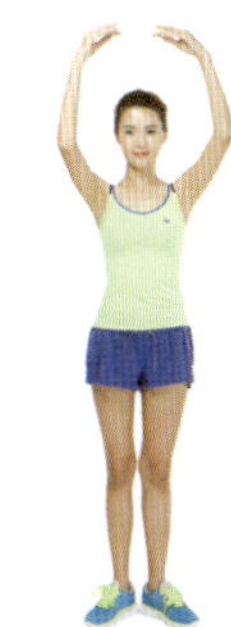 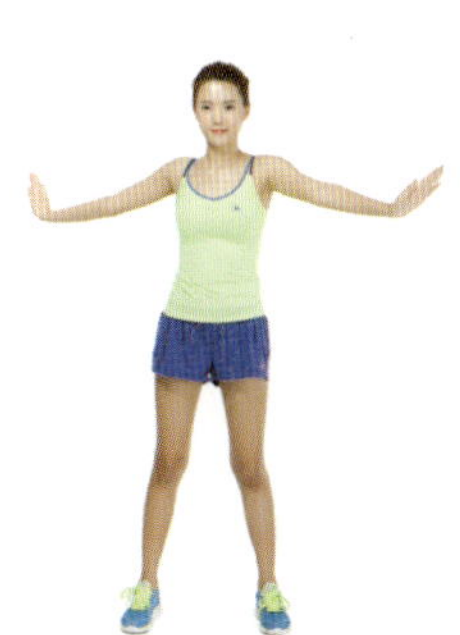

## 가슴·등 집중형 & 척추 교정 PLAN

# 30 minutes

가슴이나 등이 부각되는 옷을 입어야 할 때나 휘어진 척추를 교정하고 싶은 사람들을 위한 집중 플랜입니다. 30분 이내 할 수 있는 만큼 반복하세요.

**DAY 03**  **DAY 04**  **DAY 10**

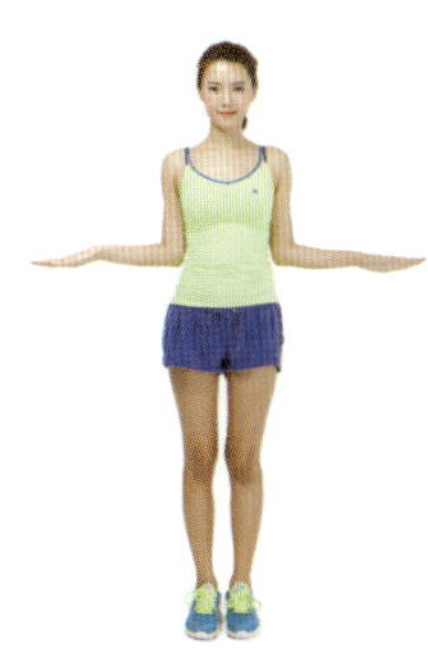 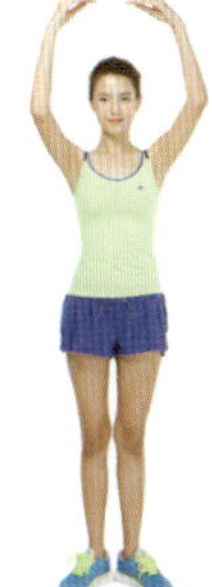 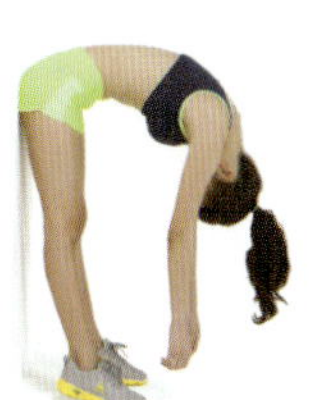

**DAY 13**  **DAY 20**

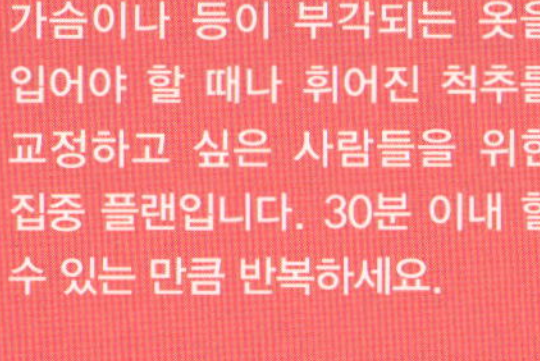

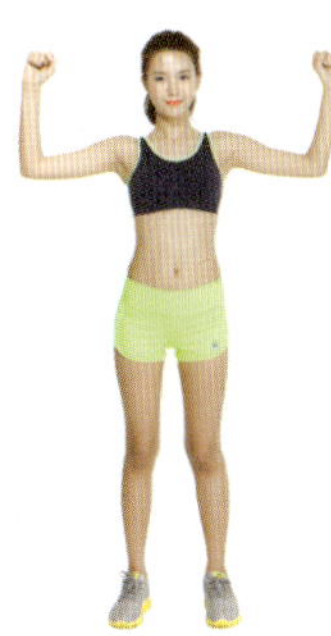 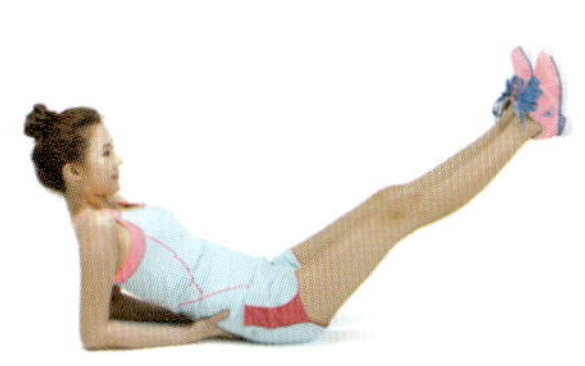

출렁거리는 뱃살 좀 어떻게 하고 싶나요? 비키니 D-day가 얼마 남지 않았나요? 그렇다면 뱃살을 집중적으로 관리해주세요. 30분 이내 할 수 있는 만큼 반복하세요.

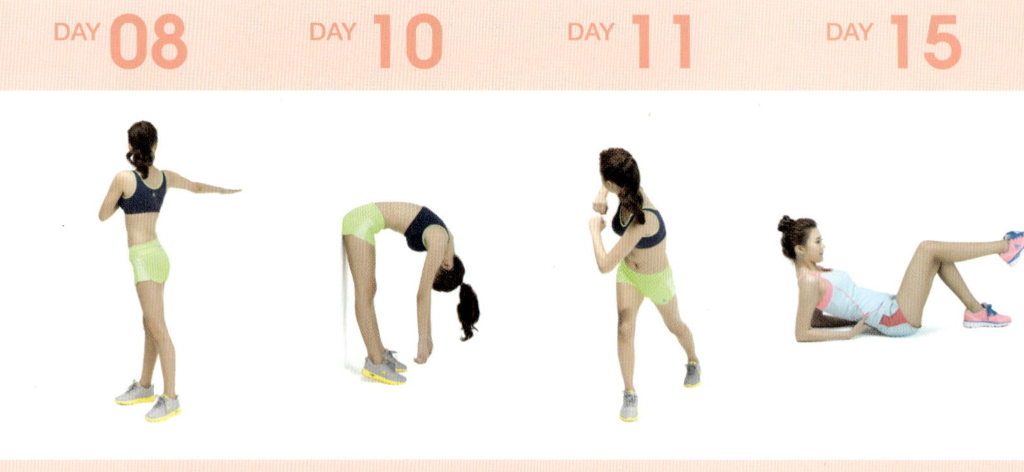



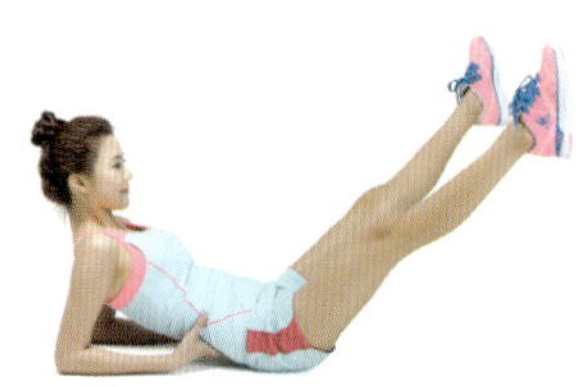
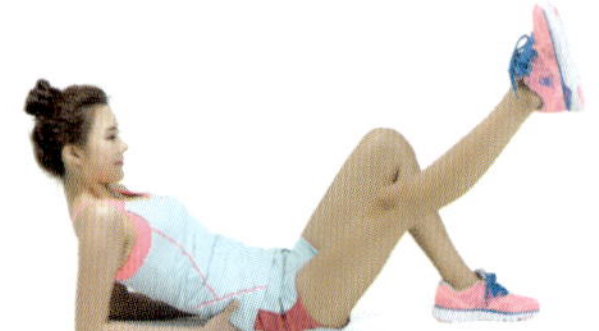
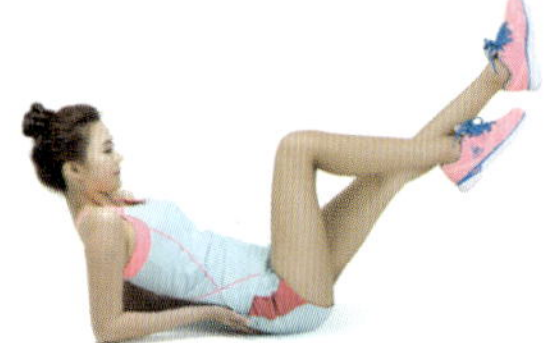



잘록하게 허리가 쏙 들어간 원피스를 입어줘야 하는 날이 다가올 때는 허리 · 옆구리를 집중적으로 관리해주세요. 30분 이내 할 수 있는 만큼 반복하세요.

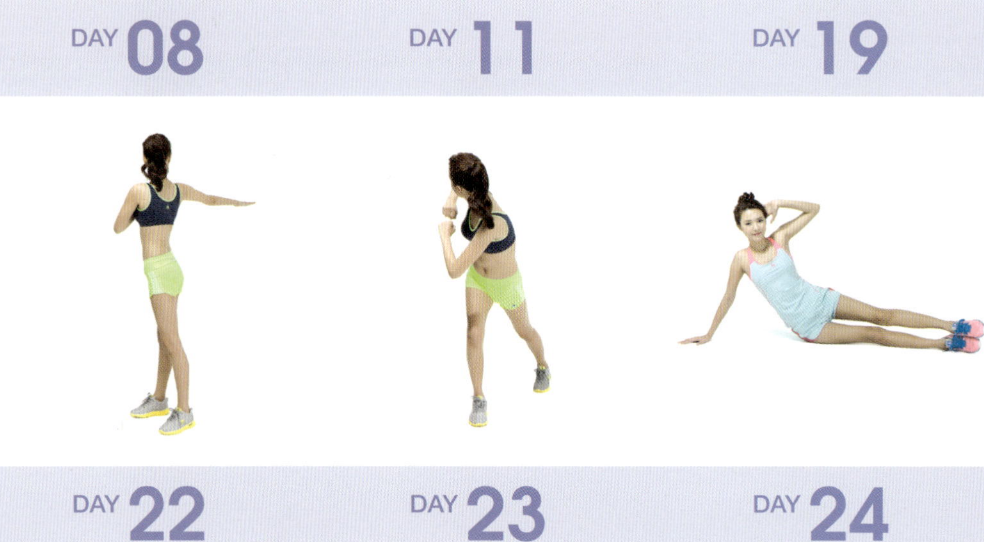



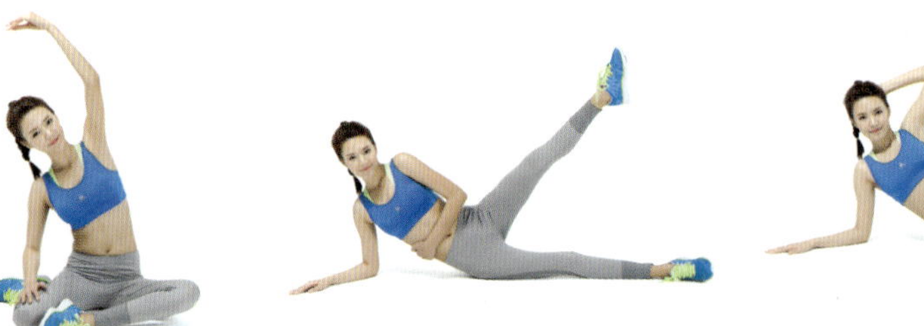

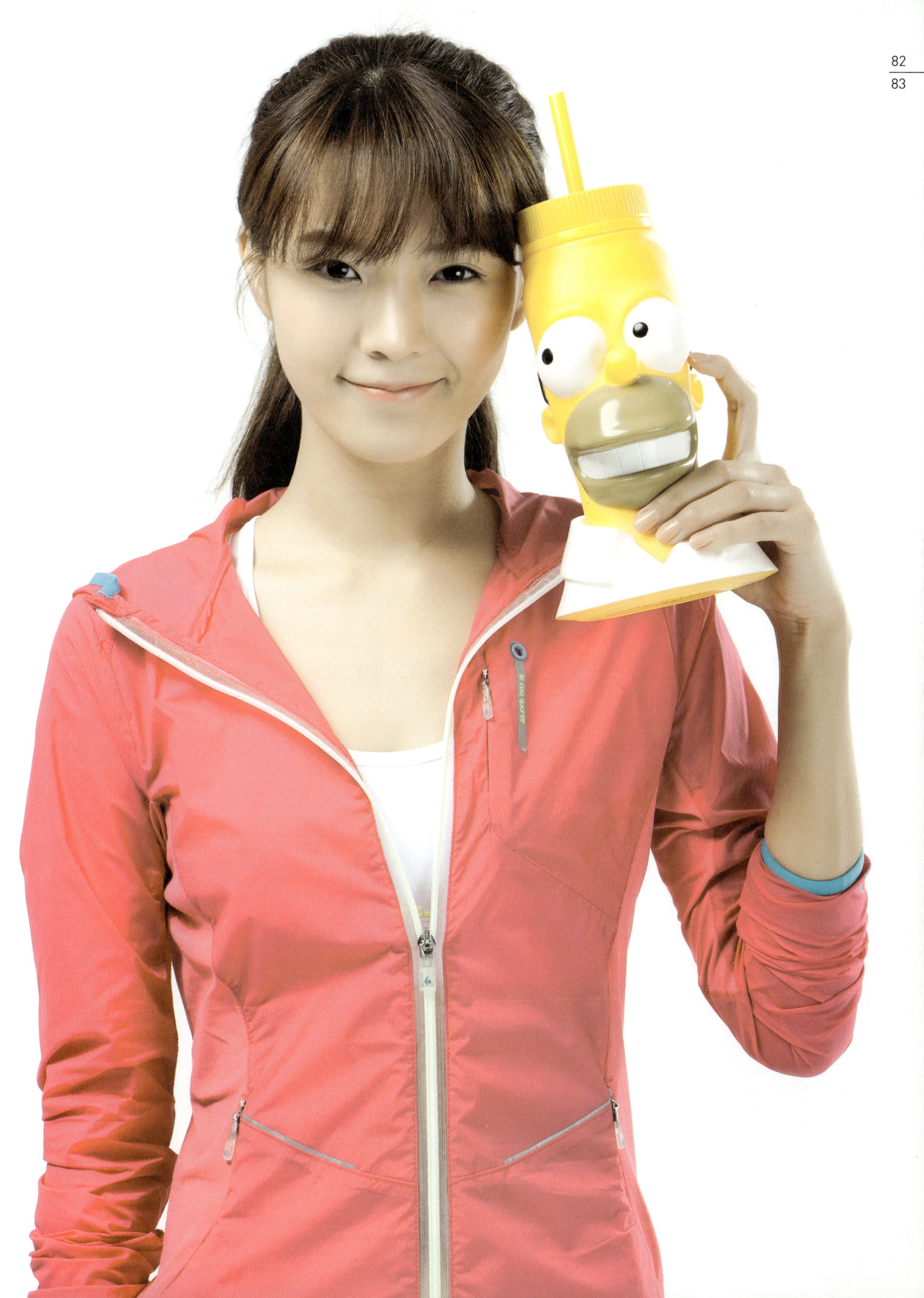

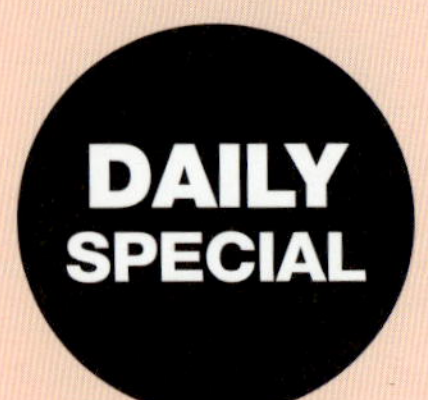


# 시간이 없다고?
# 틈틈이 스마트하게 운동해봐!

운동할 시간이 없다는 비~겁한 변명은 이제 그만! 언제 어디서든 깨알같이 할 수 있는 운동방법을 알려드릴게요.
간단한 동작들이지만 이렇게 1분, 1초가 쌓이면 당신은 놀랍도록 달라진다는 거! 횟수 상관없이 틈틈이 해주세요.
원푸드 다이어트 따윈 쓰레기통에 갖다 버리고요!

## 1 SPECIAL MORNING | 나는 걸어가면서 운동한다!

**거리에서** | 팔뚝살 빼기

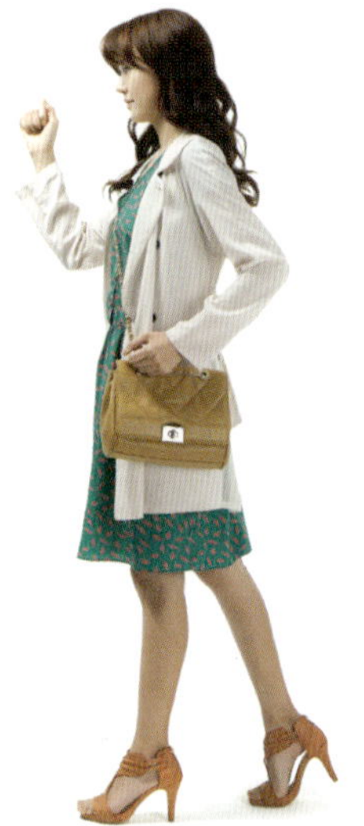

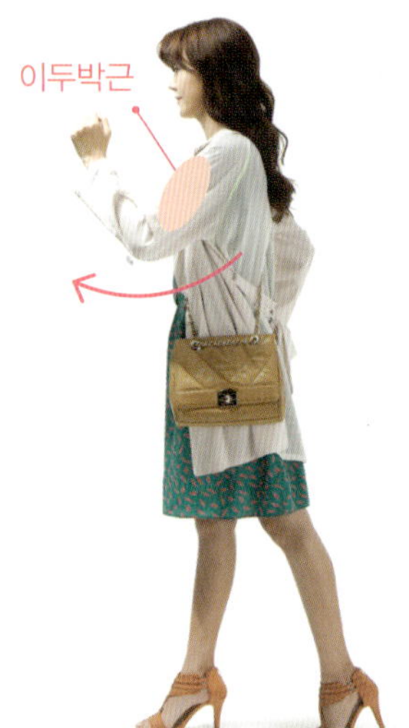


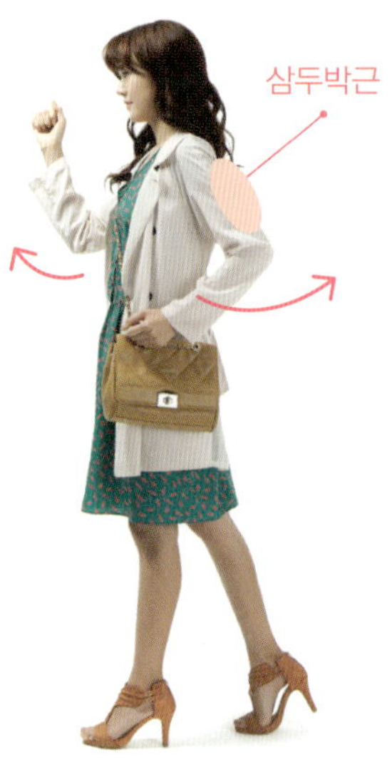


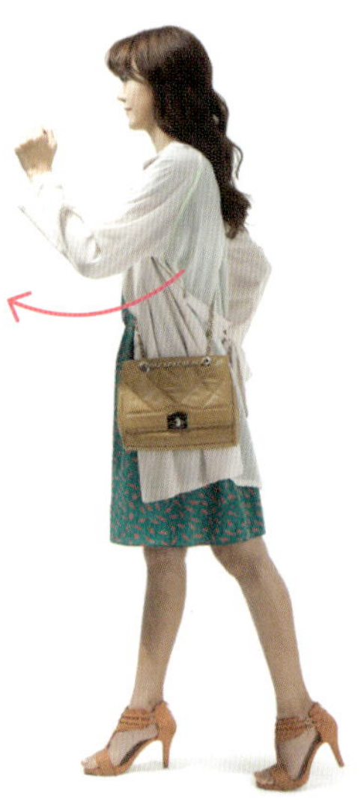

**1**
양쪽 팔을 90도 정도로
굽히세요.

**2**
팔의 각도를 유지하고
팔을 크게 흔들면서 걸으세요.

**3**
팔꿈치가 높이 올라가게
교차하면서 하나 둘! 하나 둘!

**4**
팔이 매끈해지고 있어요!

**지하철에서** | 어깨 · 목 · 등 · 팔 풀어주기

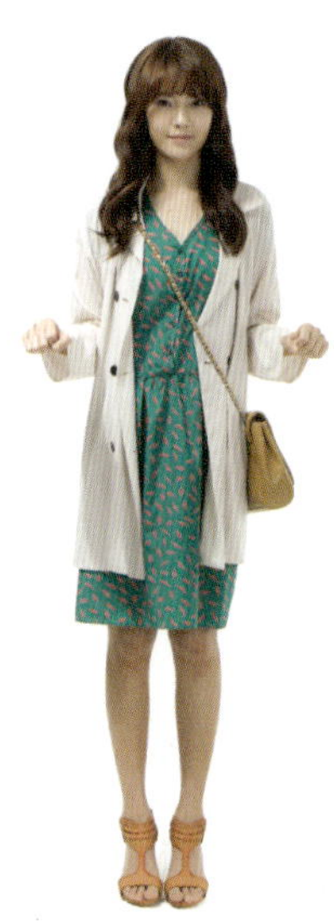

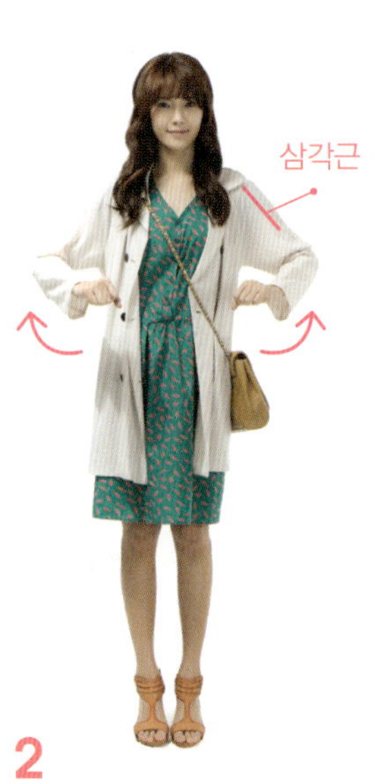


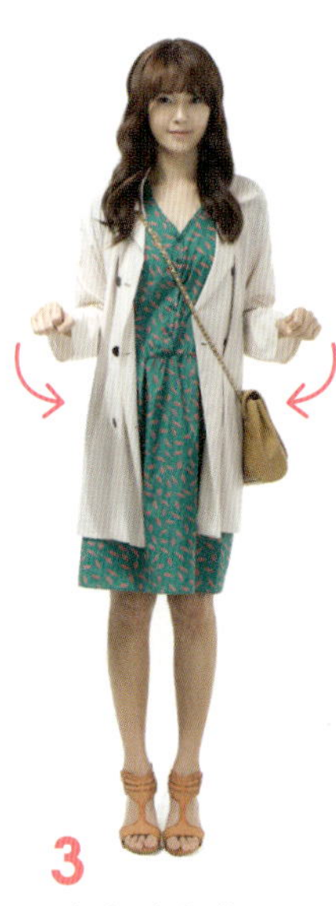

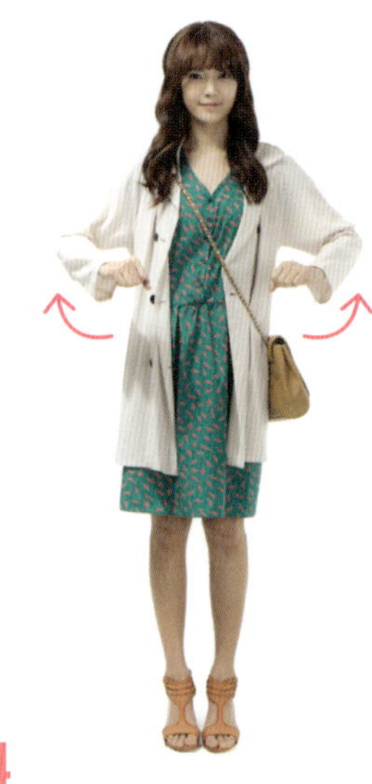

**1**
주먹을 가볍게 쥔 상태에서
손을 앞으로 내밀고 팔꿈치를
옆구리에 붙이세요.

**2**
팔꿈치를 45도 정도 옆으로 드세
요. 팔 위쪽 삼각근이 움직입니다.

**3**
다시 제자리!

**4**
다시 45도 정도 팔꿈치를 천천히 드세요.
어깨는 물론 스마트폰 때문에 구부정해진
목이나 등도 풀어진답니다.

# 2 SPECIAL DAYTIME | 점심식사 후 노곤할 때

### 책상에 앉아서 1 | 손목 풀어주기, 팔뚝살 빼기, 터널증후군(손목 통증) 예방하기

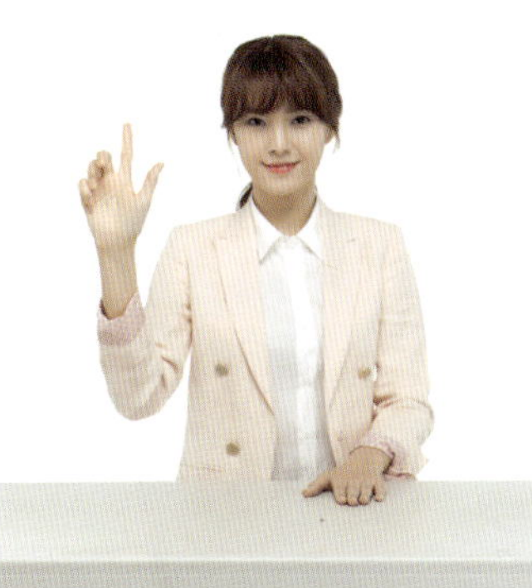

**1**
새끼손가락부터 시작해
엄지손가락까지 손가락을
하나씩 차례로 접으세요.

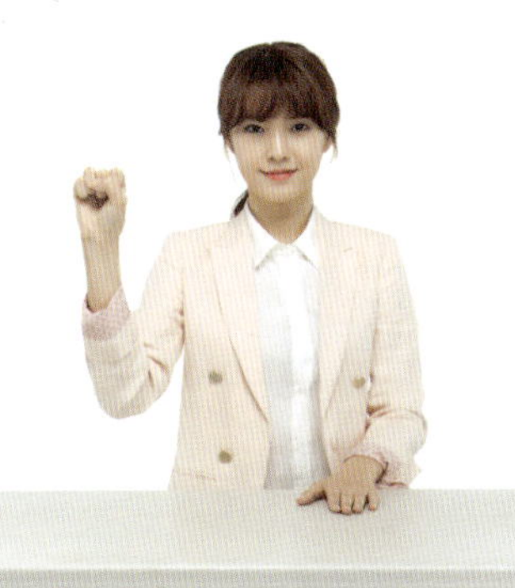

**2**
자, 주먹이 쥐어졌죠?

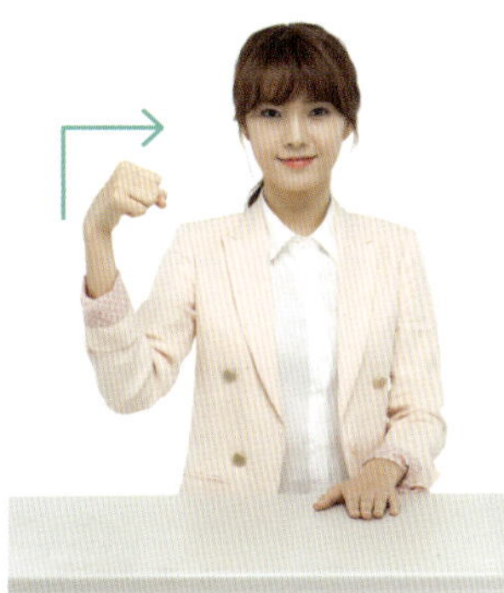

**3**
손목을 천천히 구부리세요.

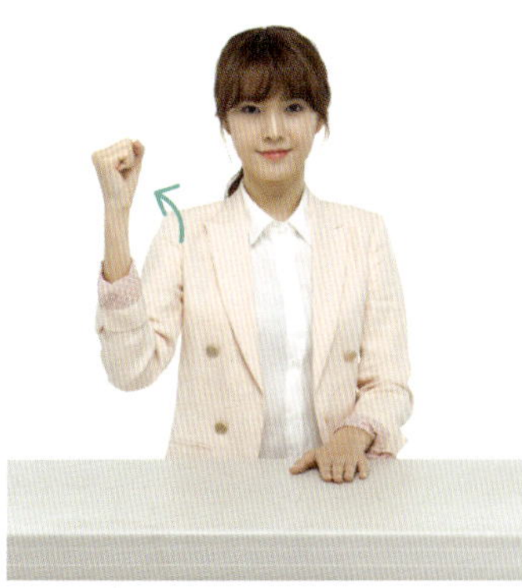

**4**
손목을 천천히 펴세요.

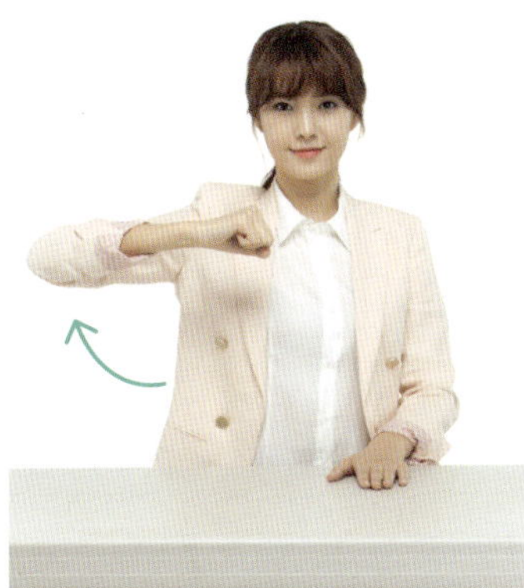

**5**
팔꿈치를 수평으로 드세요.

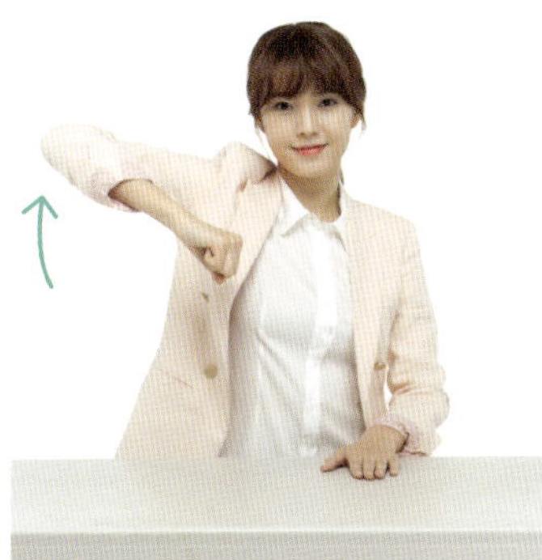

**6**
팔꿈치를 어깨높이까지
올리세요.

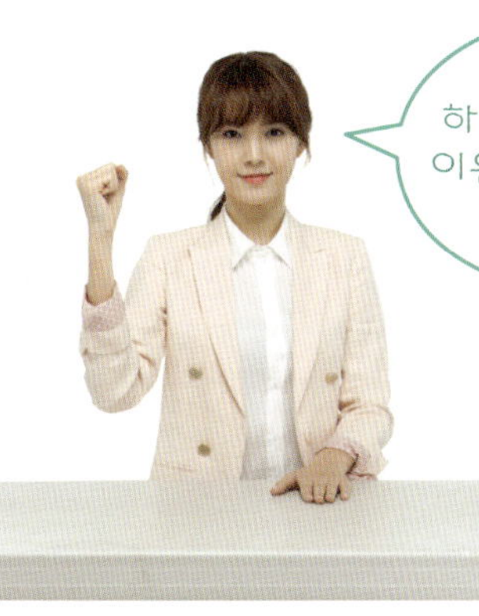


**7**
제자리로 돌아온 후 팔을 바꾸어
똑같은 동작을 실시하세요.

### 책상에 앉아서 2 | 납작한 배 만들기, 자라목 · 거북이등 교정하기

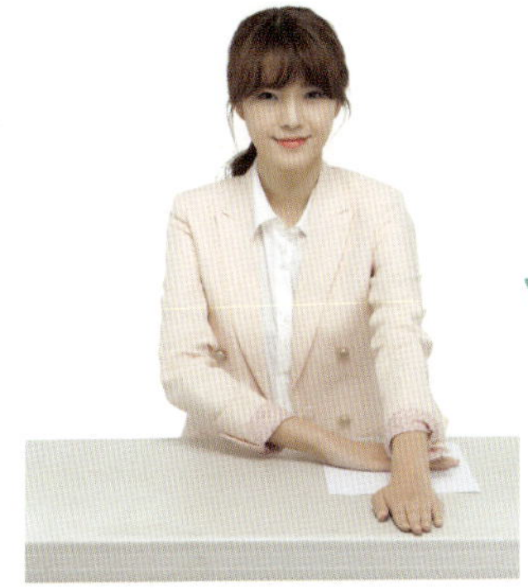

**1**
왼손을 앞으로 뻗고 오른손은
가슴 앞에 수평으로 두세요.
이때 오른손 아래에 A4 용지를
한 장 두세요.

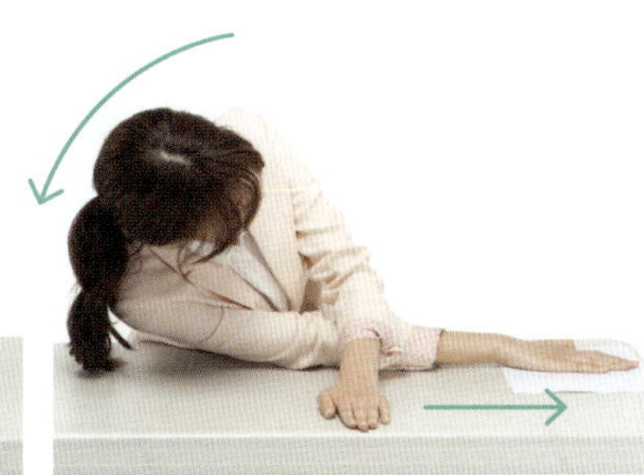

**2**
A4 용지를 오른손으로
쭉 밀면서 자연스럽게
책상에 누우세요.

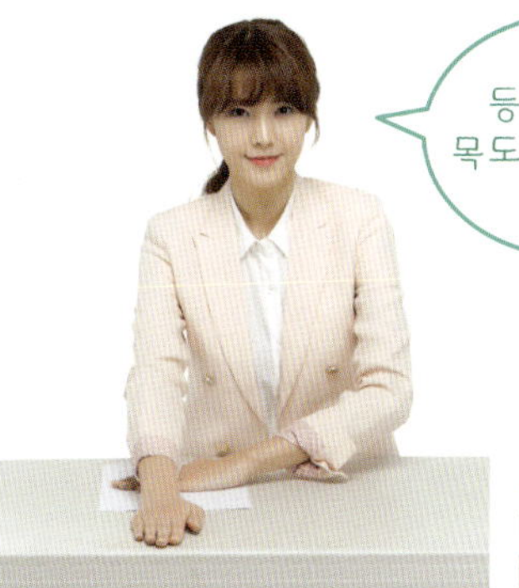


**3**
처음으로 돌아온 후 손을
반대로 바꾸세요.

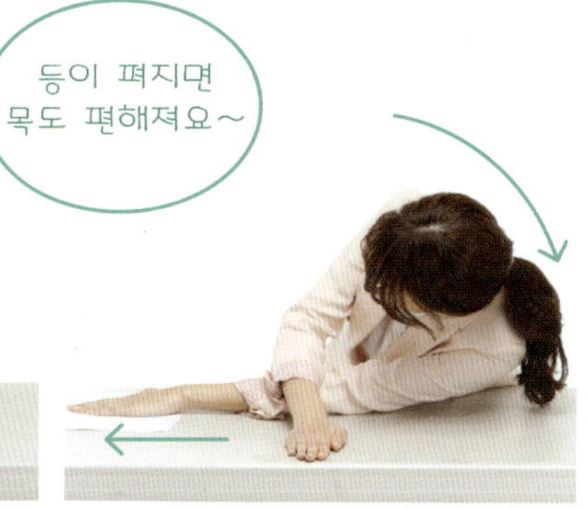

**4**
방향을 바꿔서 똑같은 동작을
실시하세요. A4 용지를 깔면
손이 부드럽게 밀려서 동작을
하기가 더 쉽답니다.

## TV 보면서 1 | 팔뚝살 빼기

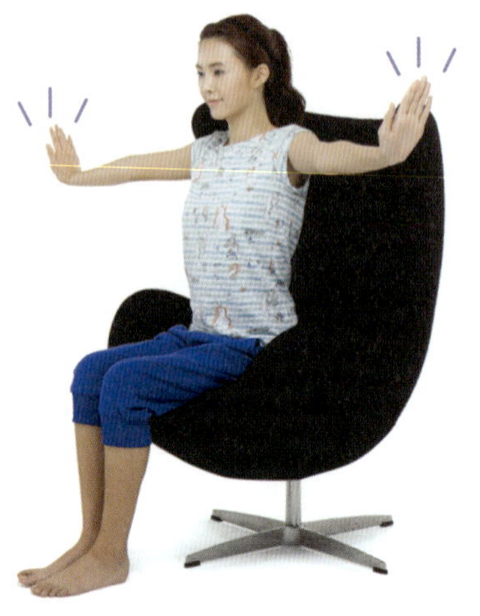

**1**
두 팔을 쭉 펴고 손바닥은 세우세요.

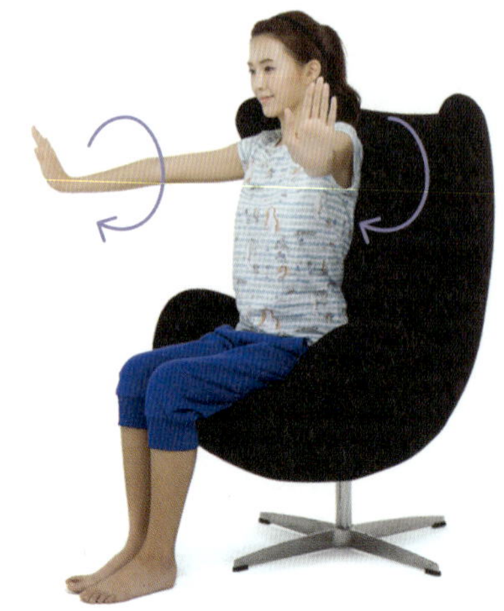

**2**
팔을 시계 방향으로 8회 돌리세요.

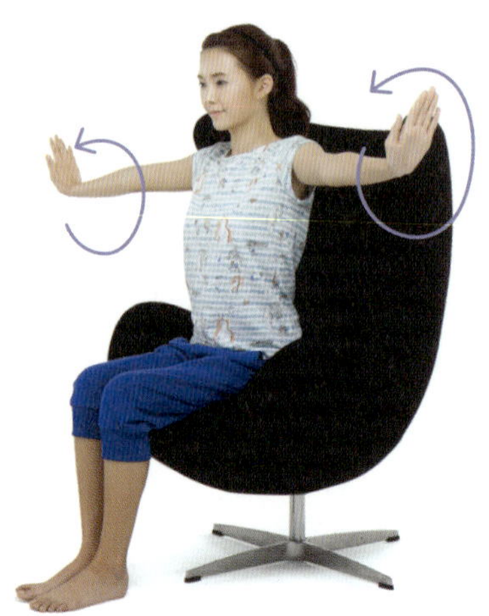

**3**
팔을 시계 반대 방향으로 8회 돌리세요.

## TV 보면서 2 | 등 피로 풀어주기

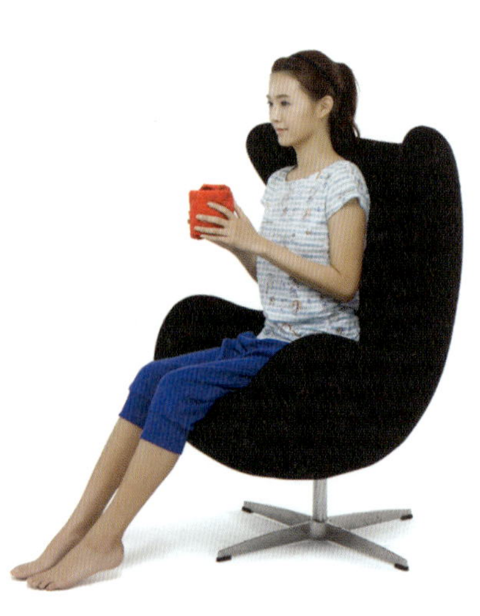

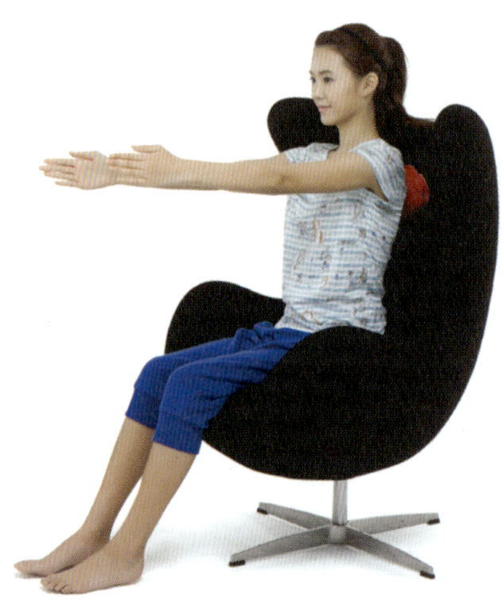

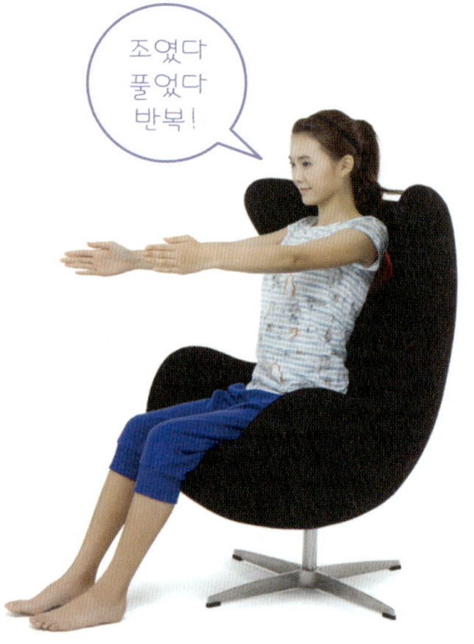


**1**
공(야구공보다 약간 큰 크기)을 준비해 수건으로 감싼 후 소파나 등받이가 있는 의자에 앉으세요.

**2**
수건에 감싼 공을 의자 등받이에 대고 그 위에 등(특히 날갯죽지 사이에)을 댄 후 양팔을 앞으로 쭉 뻗으세요.

**3**
등을 움직여 공을 잡듯이 날갯죽지를 조였다가 풀어주세요. 날갯죽지가 움직 이면서 등과 어깨의 뭉친 근육이 풀어 집니다.

# 4 SPECIAL MASSAGE │ 오 나의 즐거운 에스테틱

## 눈가 마사지 │ 피로회복 & 리프팅

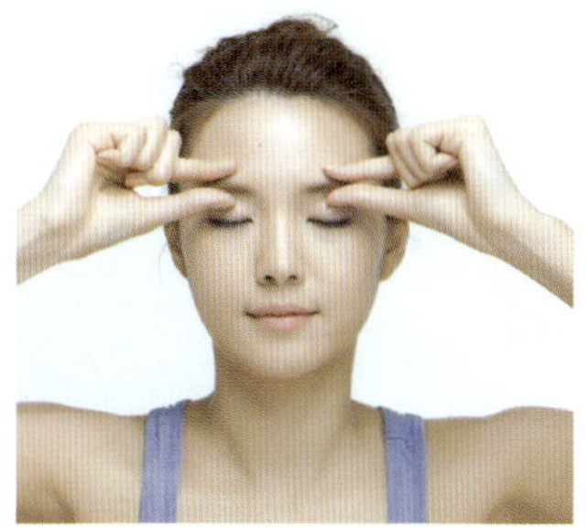

**1**
눈을 감고 양쪽 엄지와
집게손가락으로 미간의 눈썹뼈
부분을 힘주어 꽉 잡으세요.

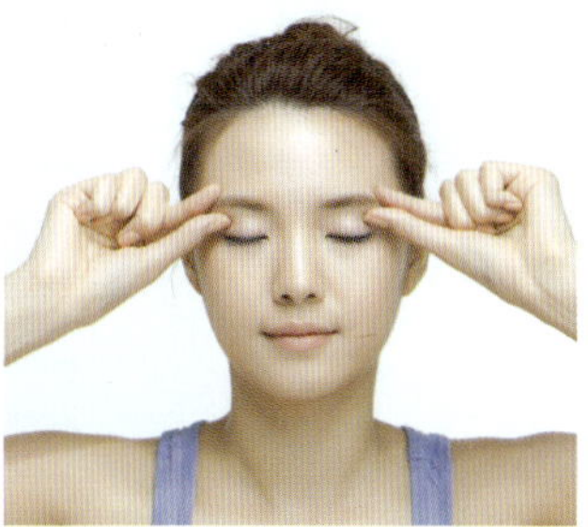

**2**
눈 주변 뼈를 엄지손가락으로
꾹꾹 눌러주면서 눈썹 끝으로
이동하세요.

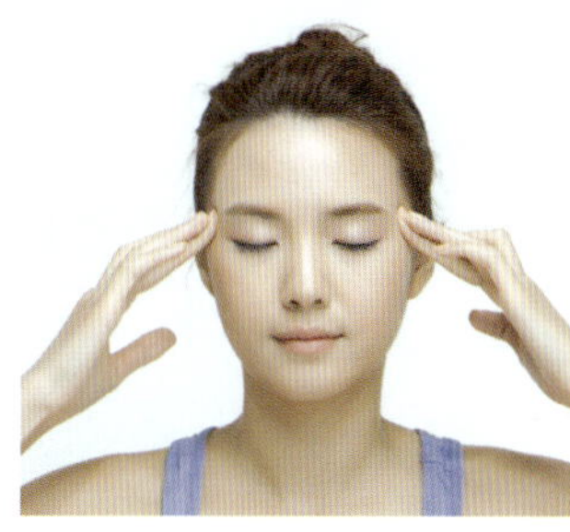

**3**
가운뎃손가락으로 관자놀이를
꾹 누르고 천천히 돌려주세요.

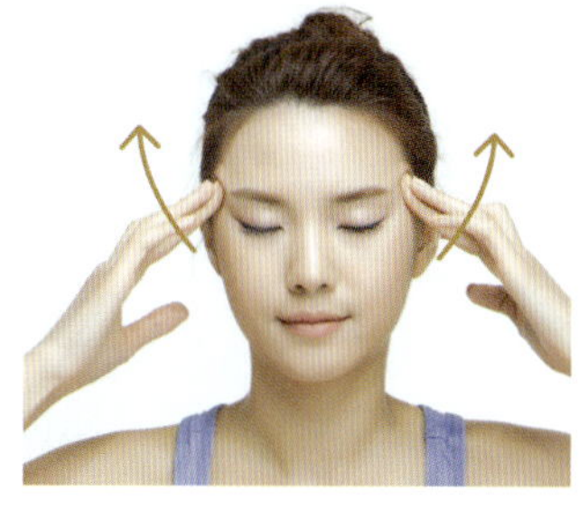

**4**
눈꼬리가 고양이처럼 삐죽 올라
갈 때까지 손가락을 올렸다가 내
리세요.

## 바디크림 마사지 │ 혈액순환 개선

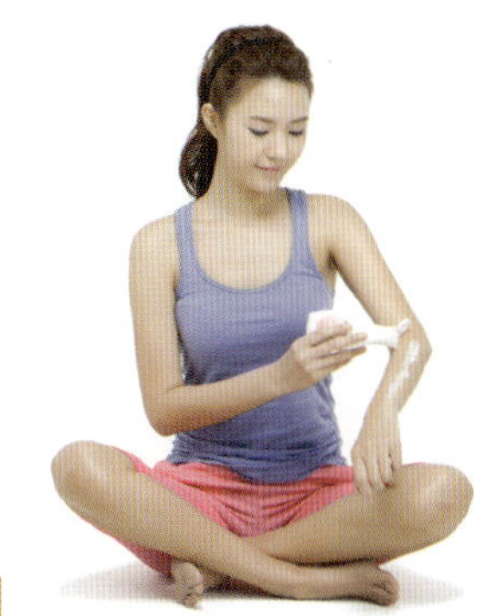

**1**
바디크림을 몸에 바로
쭉 짜세요.

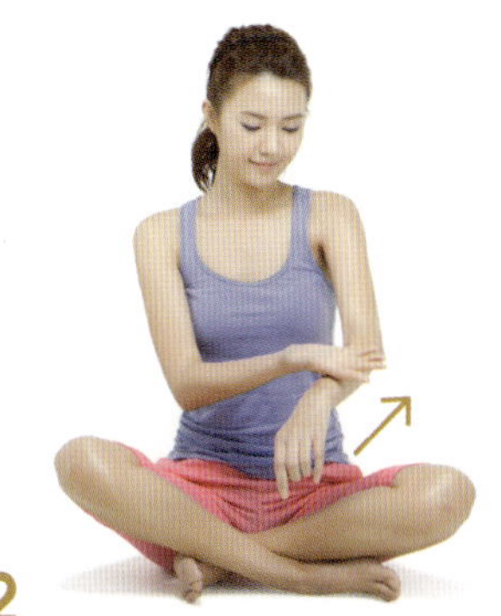

**2**
손등으로 바디크림을 천천히
문질러 몸에 흡수시키세요.
이때 손목에서 팔꿈치 방향으로
쓸어 올리며 바르세요.

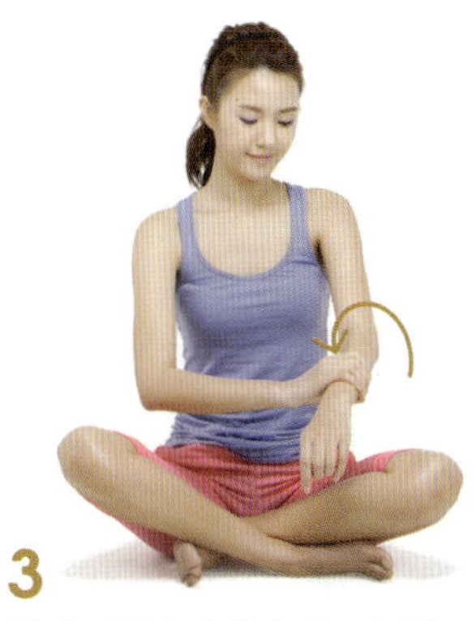

**3**
바디크림이 다 흡수되고 나면
한손으로 다른 쪽 손목을
잡은 후 손으로 압력을 주면서
좌우로 돌리세요.

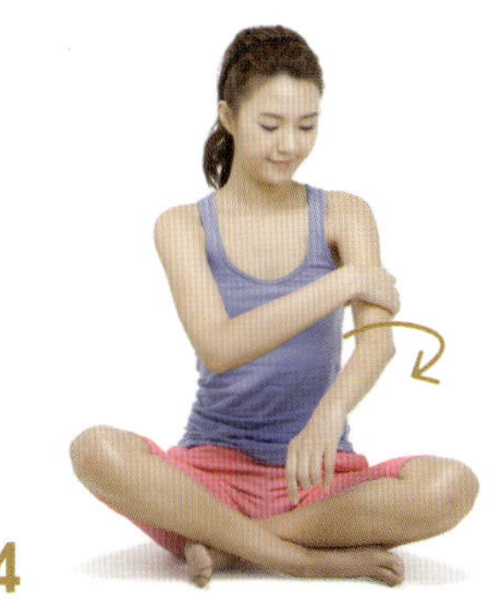

**4**
팔 위쪽까지 올라가며 돌리세요.
팔꿈치부터 어깨까지는
팔 바깥쪽을 향해 돌리세요.
팔, 목, 어깨 등을 손으로
톡톡 두르려 마무리하세요.

## 호흡하기 │ 호흡 & 리프팅

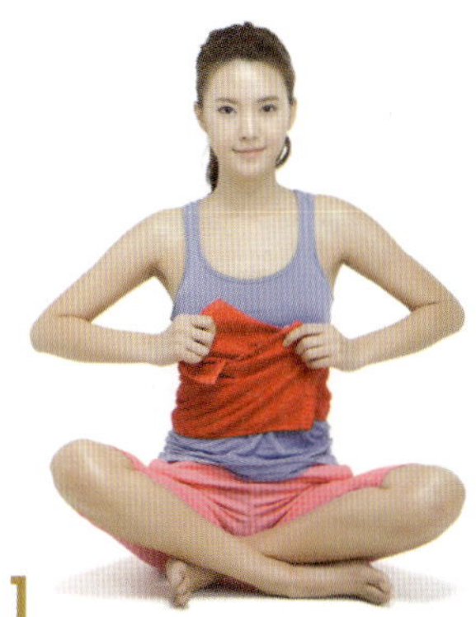

**1**
바닥에 앉은 후 수건으로
허리를 감싸세요.

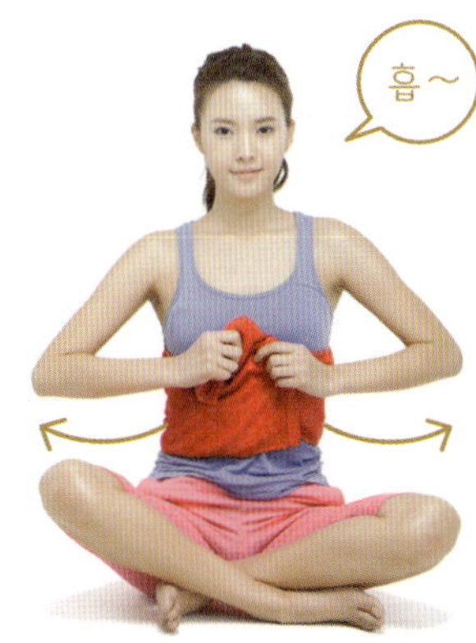


**2**
코로 "흡~"하고 숨을 크게 들이마시면서
갈비뼈로 수건을 밀어 내세요. 수건이
밖을 향해 움직이는 게 눈에 보일 정도로
크게 들이마시세요.

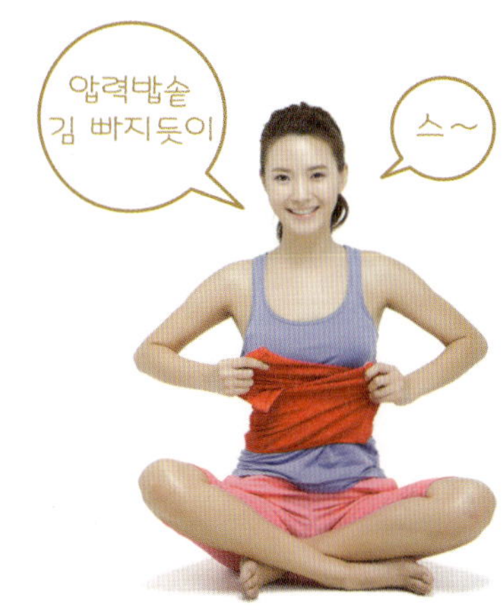


**3**
입꼬리를 주욱 올려 웃는 표정을 지은 상태에서
"스~" 소리를 내며 숨을 내쉬세요. 최대한 가식
적인 표정으로! 숨을 내쉴 때 입꼬리를 올려주면 피부가
리프팅 되는 효과가 있답니다. 3회 이상 반복하세요.

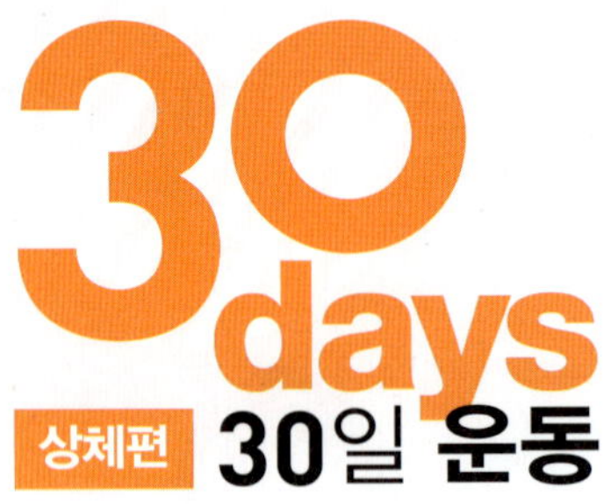


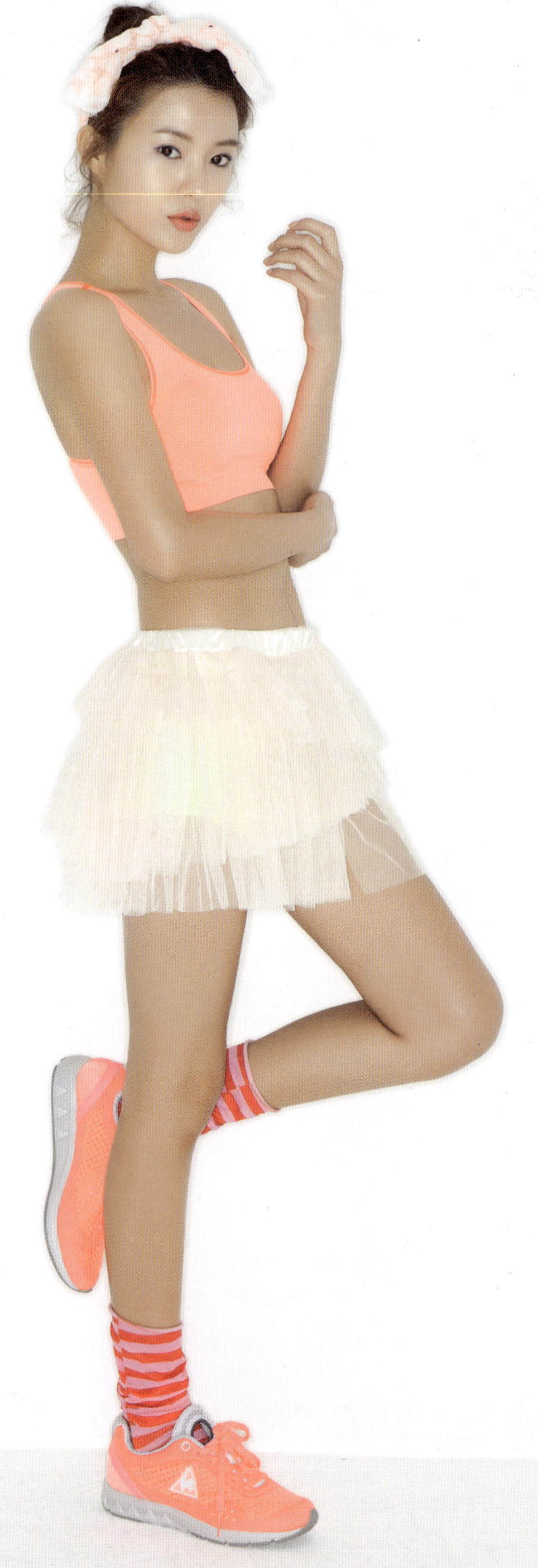

**발행일** 초판 1쇄 2013년 6월 20일
초판 4쇄 2013년 11월 26일

**지은이** 문지숙

**발행인** 김우석
**제작총괄** 손장환
**편집장** 이정아
**책임편집** 손영미
**마케팅** 김동현 신영병 김용호 임정호 이진규
**제작** 김훈일 박자윤
**저작권** 안수진
**홍보** 이효정
**교정교열** 전경서

**진행** 권유미
**디자인** 강윤선
**사진** 정영주
**의상** 손나리
**메이크업** 진민경
**모델** 김유림
**의상협찬** 르꼬끄 스포르티브
**인쇄** 성전기획

**발행처** 중앙북스(주)
**등록** 2007년 2월 13일 제2-4561호
**주소** 121-904 서울시 마포구 상암동 1651번지
상암DMCC빌딩 20층

**구입문의** 02-2031-1303
**내용문의** 02-2031-1366
**팩스** 02-2031-1399
**홈페이지** http://jbooks.joins.com
**페이스북** www.facebook.com/hellojbooks

ⓒ 문지숙, 2013

ISBN 978-89-278-0447-5
ISBN 978-89-278-0446-8 (set)